Hermichen / Kistermann

Gut leben mit dem neuen Hüftgelenk

Dr. med. Honke G. Hermichen/Sibylle Kistermann

Gut leben mit dem neuen Hüftgelenk

- Wann eine Operation sinnvoll ist
- Das leisten die neuen Materialien und Operations-Methoden
- 25 krankengymnastische Übungen: So werden Sie wieder aktiv und beweglich

5. Auflage

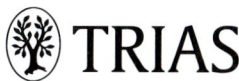

Die Deutsche Bibliothek –
CIP-Einheitsaufnahme
Ein Titeldatensatz für diese Publikation ist
bei Der Deutschen Bibliothek erhältlich.

Leserservice:

Wenn Sie Fragen oder Anregungen zu diesem Buch haben, schreiben Sie uns:
TRIAS Verlag
Postfach 301107
70451 Stuttgart
Oder besuchen Sie uns im Internet unter:
www.trias-gesundheit.de

Anschrift des Autors:
Dr. med. Honke G. Hermichen
Lukaskrankenhaus GmbH
Preußenstraße 84
41464 Neuss

Umschlaggestaltung:
Cyclus · Visuelle Kommunikation, Stuttgart
Umschlagfoto vorn: Stock Market,
hinten: Mauritius

Textzeichnungen:
Friedrich Hartmann, Nagold (S. 12–15, 17, 22, 23, 36, 39, 48, 50–52, 57–62, 64–66, 68)
Viorel Constaninescu, Bukarest (S. 18, 20 und alle Zeichnungen des Übungsteiles)

Röntgenbilder aus dem Archiv des Autors
Abb. 19, S. 43 von Sulzer Orthopedics Ltd.
Abb. 44, S. 77: Mauritius

Wichtiger Hinweis:
Wie jede Wissenschaft ist die Medizin ständigen Entwicklungen unterworfen. Forschung und klinische Erfahrung erweitern unsere Erkenntnisse, insbesondere was Behandlung und medikamentöse Therapie anbelangt. Soweit in diesem Werk eine Dosierung oder eine Anwendung erwähnt wird, darf der Leser zwar darauf vertrauen, dass Autoren, Herausgeber und Verlag große Sorgfalt darauf verwandt haben, dass diese Angabe **dem Wissensstand bei Fertigstellung des Werkes** entspricht.
Für Angaben über Dosierungsanweisungen und Anwendungsformen kann vom Verlag jedoch keine Gewähr übernommen werden. **Jeder Benutzer ist angehalten,** durch sorgfältige Prüfung der Beipackzettel der verwendeten Präparate und gegebenenfalls nach Konsultation eines Spezialisten festzustellen, ob die dort gegebene Empfehlung für Dosierungen oder die Beachtung von Kontraindikationen gegenüber der Angabe in diesem Buch abweicht. Eine solche Prüfung ist besonders wichtig bei selten verwendeten Präparaten oder solchen, die neu auf den Markt gebracht worden sind. **Jede Dosierung oder Anwendung erfolgt auf eigene Gefahr des Benutzers.** Autor und Verlag fordern alle Benutzer auf, ihnen etwa auffallende Ungenauigkeiten dem Verlag mitzuteilen.

Dieses Buch wurde in der neuen deutschen Rechtschreibung verfasst.

Gedruckt auf chlorfrei gebleichtem Papier

© 1995, 2001 Georg Thieme Verlag
Rüdigerstraße 14, D-70469 Stuttgart
Printed in Germany
Satz: Fotosatz H. Buck, Kumhausen
Druck: Gulde-Druck, Tübingen

ISBN 3-89373-630-1   1 2 3 4 5 6

Geschützte Warennamen (Warenzeichen) werden **nicht** besonders kenntlich gemacht. Aus dem Fehlen eines solchen Hinweises kann also nicht geschlossen werden, dass es sich um einen freien Warennamen handelt.
Das Werk, einschließlich aller seiner Teile, ist urheberrechtlich geschützt. Jede Verwertung außerhalb der engen Grenzen des Urheberrechtsgesetzes ist ohne Zustimmung des Verlages unzulässig und strafbar. Das gilt insbesondere für Vervielfältigungen, Übersetzungen, Mikroverfilmungen und die Einspeicherung und Verarbeitung in elektronischen Systemen.

Inhalt

Geleitwort (Prof. Dr. Dr. h.c. mult. S. Weller)	7
Zu diesem Buch	9
Einleitung	10
Aufbau und Funktion des Hüftgelenkes	11
Anatomie	11
Der physiologische (normale) Gangablauf	17
Der Sitz	19
Krankhafte Veränderungen am Hüftgelenk	21
Ursachen der Hüftgelenksarthrose (Koxarthrose)	21
• Arthritis	21
• Arthrosen nach Verletzungen	21
• Fehlstellungen	23
Krankheitserkennung	25
Krankheitsverlauf	26
Konservative (nicht operative) Behandlung der Hüftgelenksarthrose	29
Physiotherapie (Krankengymnastik)	29
Medikamentöse Behandlung	33
Operative Behandlung der Hüftgelenksarthrose	35
Das neue Hüftgelenk (Endoprothese)	41
Prothesenaufbau	46
Die Operation	57
Blutverlust	67
Thrombose	67
Verkalkungen	68
Infektion	68
Lockerung der Hüftprothese	69
• Behandlungsmöglichkeiten bei Prothesenlockerung	69
Nach der Operation	71
Nach- und Begleitbehandlung	72

Inhalt

Das Leben mit dem neuen Hüftgelenk — 75
Allgemeine Bemerkungen — 75
Sport — 77
Arbeit und Haushalt — 80
Prothesenpass — 81

• Übungsteil — 82
Vorbemerkungen zum Übungsteil — 82
Ausgangsstellung Rückenlage — 84
• Lagekontrolle – Lagekorrektur — 84
Abspreizbewegung — 85
Innendrehung — 87
Beugung — 89
Behandlungsprinzip PNF — 91
Ausgangsstellung Sitz an der Bettkante — 94
Korrektur der Ausgangsstellung — 95
Hüftbeugung im Sitz — 96
Hüftbeugung PNF — 98
Innen-Außendrehung vom Becken ausgehend — 99
Übergang Sitz-Stand — 100
Gehen mit Teilbelastung — 102
Gehen im 2-Punkte-Gang — 104
Gehen an der Treppe — 106
• Gehen mit zwei Unterarmstützen ohne Geländer — 106
• Gehen mit Geländer und einer Gehstütze — 110
Übergang Rückenlage – Seitenlage — 112
Bewegungsbad — 115

Dank — 116

Geleitwort

Der künstliche Ersatz des Hüftgelenkes – und zwischenzeitlich auch weiterer Gelenke unseres Stütz- und Bewegungsapparates – wird als einer der zahlreichen, bahnbrechenden Fortschritte des abgelaufenen und neuen Jahrhunderts in die Geschichte der Medizin eingehen.

Die Zahl der heute weltweit implantierten Hüftendoprothesen hat mittlerweile die Zwei-Millionen-Grenze überschritten. Neben der wachsenden Lebenserwartung unserer Bevölkerung trägt auch der zunehmende Einsatz dieser Behandlungsmethode bei jüngeren Patienten mit schmerzhaften und funktionsbeeinträchtigenden Gelenkserkrankungen und Verletzungen zu dieser beachtlichen Entwicklung bei.

Trotz aller Segnungen, die der Gelenkersatz in den vergangenen Jahrzehnten weltweit für viele Menschen gebracht hat, darf nicht übersehen werden, dass das Gesamtkonzept und die heute zur Verfügung stehenden Implantate trotz ständiger Verbesserung noch immer nicht allen Wünschen und Forderungen gerecht werden können und als »der Weisheit letzter Schluss« zu werten sind – vor allem auch im Hinblick auf Langzeitergebnisse.

Zahlreiche neue Gedanken, Erfahrungen und Weiterentwicklungen sind umgesetzt und in die klinische Praxis eingeführt worden. Sie haben in vieler Hinsicht zu sichtbaren Verbesserungen geführt beim Grundkonzept, Material und Prothesentyp. Angesichts wachsender Probleme bei Revisionseingriffen vor allem bei jungen Patienten müssen auch in Zukunft alle unsere Bemühungen auf eine Verbesserung der Langzeitergebnisse konzentriert werden. Dies beinhaltet nicht nur eine weitere Verbesserung der Implantate und unserer Operationstechniken, sondern auch den Beitrag jedes Patienten in Bezug auf

- Kenntnis,
- korrekte Durchführung und Einhaltung notwendiger Begleit- und Nachbehandlungsmaßnahmen,
- die regelmäßige Überwachung mit Kontrolle des Befundes und nicht zuletzt
- das Verständnis für die Ausrichtung auf ein »zukünftiges Leben mit der Endoprothese«!

Ein wichtiger Schwerpunkt der begleitenden Behandlung eines operierten Hüftgelenkes ist die Physiotherapie, welche den Patienten bei der

Geleitwort

Wiedergewinnung einer schmerzfreien Bewegungs- und Gehfähigkeit unterstützt, anleitet und berät.

Das nunmehr bereits in der 5. Auflage als Patientenratgeber erscheinende Büchlein vermittelt alles aktuell Wissens- und Beachtenswerte für den Patienten und seine Angehörigen. Zugleich soll es ein Wegbegleiter mit Verhaltensregeln und Hinweisen für den Endoprothesenträger sein.

Die enge Zusammenarbeit zwischen behandelndem Arzt (Operateur) und Physiotherapeut wird durch die Autorenschaft unterstrichen.

Prof. Dr. med. Dr. h.c. (mult.) Siegfried Weller
ehemaliger Ärztlicher Direktor BG Unfallklinik und
emeritierter Ordinarius für Unfall- und Wiederherstellungschirurgie
an der Eberhard-Karls-Universität Tübingen

Zu diesem Buch

Für Patienten und Arzt war und ist der Austausch eines abgenutzten, schmerzhaften und funktionsarmen Gelenkes durch ein neues Gelenk (*Endoprothese*) Versuchung und Herausforderung zugleich.

In den ersten Jahren des Gelenkersatzes war man aber leider etwas zu optimistisch, was Haltbarkeit und Lebensdauer des neuen Hüftgelenkes betraf. Es gab Rückschläge und Probleme v. a. bezüglich einer unerwünschten, frühzeitigen Lockerung der Endoprothese. Hier haben wir aber in den letzten Jahren durch Erfahrung, Forschung und ständige Kontrollen erhebliche Fortschritte gemacht.

Durch Optimierung der Operationstechniken sowie der verwendeten Materialien sind erhebliche Verbesserungen erzielt worden. Wir können heute außerdem den Betroffenen recht genaue Instruktionen geben, wie sie ihre Lebensweise auf ein künstliches Hüftgelenk abstimmen sollten. Dann wird es dem Betroffenen nach der Operation lange Zeit sehr viel besser gehen als vorher!

In der heutigen Zeit wird viel von Vorbeugung gesprochen. Dieser Ratgeber soll nicht zuletzt dieser Vorbeugung dienen. Er hat sich seit dem letzten Erscheinen 1995 zum Ziel gesetzt, ausführlich über das recht große Gebiet der Hüftprothesen und der damit zusammenhängenden Probleme zu informieren. Weiter soll er dem Patienten helfen, sich auf das Leben mit dem künstlichen Hüftgelenk einzustellen und damit möglichst lange die schmerzfreie Bewegungs- und Gebrauchsfähigkeit der Endoprothese zu erhalten.

Dieser Ratgeber erhebt keinen Anspruch auf Vollständigkeit. Dies ist bei der Vielzahl der Implantate und Operationsmethoden in der heutigen Endoprothetik des Hüftgelenkes auch gar nicht möglich.

Es schien uns jedoch wichtig, bewährte Wege aufzuzeigen und anerkannte Prinzipien zu vermitteln.

Dr. H.G. Hermichen
S. Kistermann

Neuss/Albstadt, Dezember 2000

Einleitung

Im Folgenden werden die Grundlagen des Aufbaus und der Funktion des Hüftgelenkes dargestellt. Außerdem werden die wichtigsten Krankheiten besprochen, die zu schweren Veränderungen sowie einer Abnutzung des Hüftgelenkes führen. Schließlich werden dann die verschiedenen Behandlungsverfahren unter besonderer Berücksichtigung des künstlichen Hüftgelenksersatzes geschildert.

Einen besonderen Schwerpunkt legen wir auf die krankengymnastischen Übungsanleitungen. Es hat sich immer wieder gezeigt, dass nur die konsequente krankengymnastische Begleitbehandlung eines operierten Hüftgelenkes das bestmögliche funktionelle Ergebnis erreichen lässt. Die Operation selbst stellt nur die eine »Hälfte« der eigentlichen Behandlung dar. Der andere mindestens ebenso wichtige Teil besteht in einer gezielten Physiotherapie, wobei der Patient die einzelnen Übungen zunächst unter Anleitung erlernt und später selbstständig weiterführen sollte. Unter diesem Gesichtspunkt bitten die Autoren, den vorliegenden Ratgeber zu verstehen.

Sicher werden manche der gezeigten Übungen nicht von jedem Patienten auszuführen sein. Es sind jedoch genügend Beispiele angegeben, aus denen sich der Einzelne die für ihn passenden und geeigneten Übungen nach Rücksprache mit dem Arzt und dem Krankengymnasten heraussuchen kann. Die Übungsanleitungen sollen und können die unmittelbar nach der Operation einsetzende krankengymnastische Behandlung nicht ersetzen. Sie sind für den auf den Krankenhausaufenthalt und die Rehabilitationsbehandlung folgenden Zeitraum zu Hause gedacht, damit der operierte Patient möglichst schnell mit seinem neuen Hüftgelenk wieder seinen normalen Lebensrhythmus aufnehmen kann.

Ziel der Behandlung ist es, dem Kranken ein möglichst schmerzfreies und belastungsfähiges Hüftgelenk zurückzugeben, um für ihn das Leben wieder lebenswert zu machen: die quälenden Schmerzen sind meist verschwunden! Heute wird immer wieder vom »mündigen Patienten« gesprochen. Hier wird ein Weg aufgezeigt, diese Eigenverantwortung zu fördern und zu beweisen sowie selbstständig etwas für die eigene Gesundheit und damit das eigene Wohlbefinden zu tun.

Aufbau und Funktion des Hüftgelenkes

Das Hüftgelenk ist das größte und am stärksten belastete Gelenk des menschlichen Körpers. Bei einem Körpergewicht von etwa 70 kg kommt es beim Gehen in den Belastungszonen der Hüfte zu Drücken bis zu 225 kp pro cm^2. Diese Belastung wird von einem gesunden Hüftgelenk bei den meisten Menschen während des gesamten Lebens ausgehalten. Bei einer täglichen Gehstrecke von ca. 5 km bedeutet dies, dass das Hüftgelenk etwa 10000-mal mit etwa 300 kg be- und entlastet wird.

Anatomie

Beim Hüftgelenk handelt es sich um ein so genanntes *Kugelgelenk*. Dabei steht der Oberschenkelknochen mit seinem Kopf (Hüftkopf), der am Ende des Oberschenkelhalses sitzt, in der Hüftpfanne, die vom Becken gebildet wird. Das Becken bildet die Gelenkpfanne, in der sich der Gelenkkopf des Oberschenkelknochens bewegt (Abb. 1).

Um im Gelenk eine Bewegung zu erreichen, kann man beide Gelenkpartner, auch Hebel genannt, bewegen. Am deutlichsten zu spüren ist in der Regel die Bewegung vom längeren Hebel, in diesem Fall das Bein (α').

Der zweite Gelenkpartner, das Becken, kann die Bewegung im Hüftgelenk auch ausführen. Es handelt sich hier um eine kleinere, weniger deutlich wahrnehmbare Bewegung (α''). Will man den größtmöglichen Bewegungsausschlag für eine Bewegungsrichtung erreichen, müssen sich beide Gelenkpartner, d. h. das Bein und das Becken, bewegen (α''') (Abb. 2).

Das Hüftgelenk lässt Bewegungen in sechs Bewegungsrichtungen zu: das Beugen und Strecken, das An- und Abspreizen, sowie das Innen- bzw. Außendrehen des Beines. Meist werden diese Bewegungen kombiniert (z. B. beim Aufstehen aus einem Stuhl: die vorne stehende Hüfte wird gestreckt, außengedreht und angespreizt). Für jede der genannten Bewegungsrichtungen gibt es eine entsprechende und zusätzliche Bewegung des Beckens um den Oberschenkelknochen (Abb. 3).

Im normalen Bewegungsverhalten geschieht jede Bewegung im Hüftgelenk sowohl vom Oberschenkel als auch vom Becken aus. Es ist jedoch die Bewegung des *Beines* diejenige, die am deutlichsten wahrzunehmen und sichtbar ist. Die oben erwähnten maximalen Bewegungsausschläge in einem Gelenk kommen im Alltag selten vor. Sie sind aber erforderlich,

Aufbau und Funktion des Hüftgelenkes

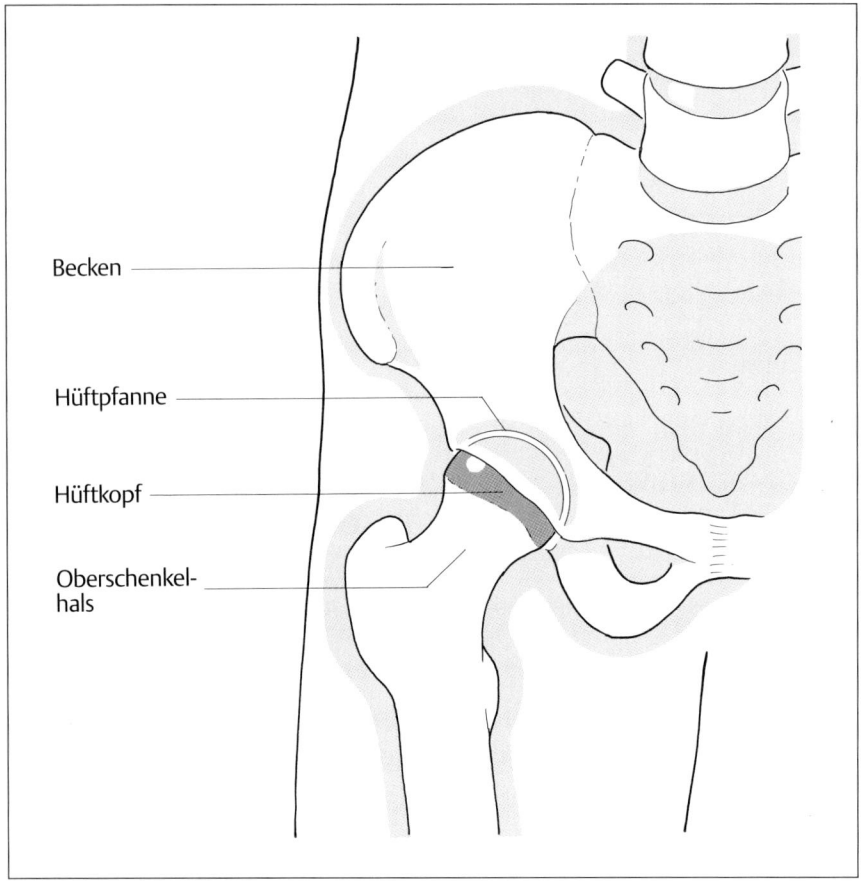

Abb. 1: Normaler Aufbau des Hüftgelenkes

um in besonderen Situationen (z. B. Verhindern des Ausgleitens) die notwendigen Reaktionsmöglichkeiten des Körpers nicht zu beeinträchtigen.

Die gelenkbildenden Anteile des Knochens sind beim Gesunden mit einer glatten Knorpelschicht unterschiedlicher Dicke je nach Belastungszone überzogen. Das Gelenk selbst wird von einer Gelenkkapsel umgeben. Zwischen den Knorpelschichten von Hüftkopf und Hüftpfanne findet sich der Gelenkspalt, welcher mit der »Gelenkschmiere« gleitfähig gehalten wird. Diese ölige Substanz wird von der inneren Schicht der Gelenkkapsel ständig neu gebildet. Die Gelenkkapsel selbst ist mit kräftigen

Aufbau und Funktion des Hüftgelenkes

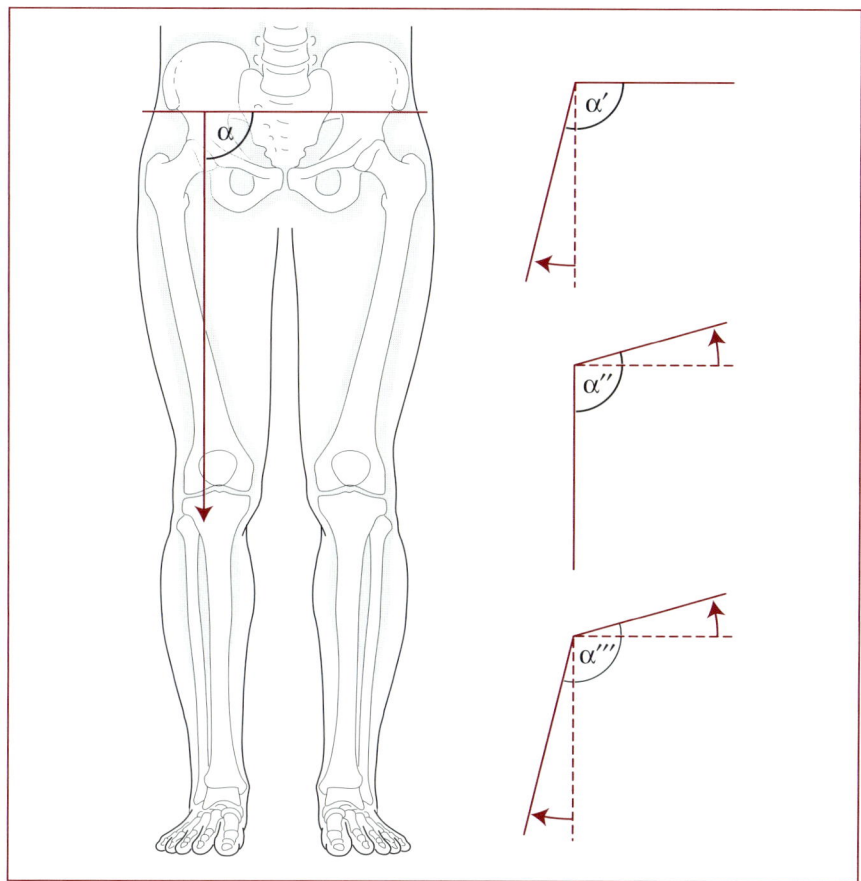

Abb. 2: Gelenkpartner der Hüfte

Bandstrukturen verstärkt. Das Gelenk wird in seiner normalen Position durch diese Bänder, durch die Gelenkkapsel sowie durch die umgebende Muskulatur in korrekter Stellung gehalten.

Die Hüftgelenkspfanne umschließt den Hüftkopf nicht vollständig. Auf diese Weise entsteht ein recht großer Bewegungsspielraum in diesem *Kugelgelenk*. Es leuchtet ein, dass das Gelenk dadurch in einzelnen Bezirken (beispielsweise beim Stehen oder Gehen) stets unterschiedlich stark belastet wird. Hierbei sind insbesondere verschiedene Areale der starren,

Aufbau und Funktion des Hüftgelenkes

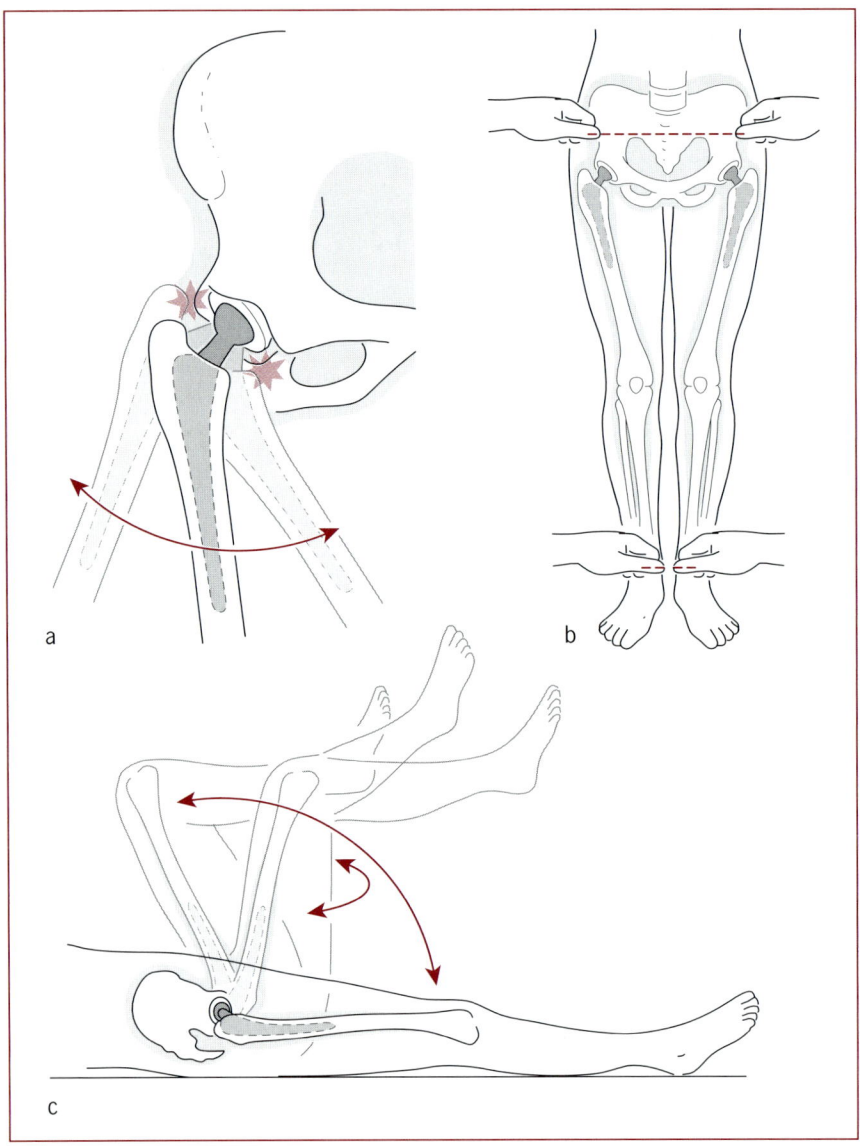

Abb. 3: Bewegungsausschläge des Hüftgelenkes bei einliegender Prothese

Aufbau und Funktion des Hüftgelenkes

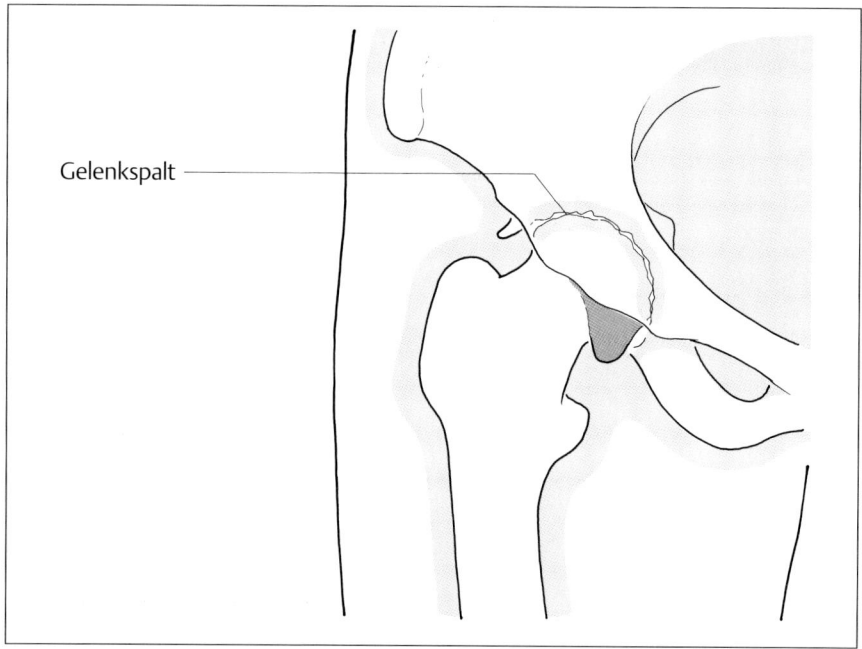

Abb. 4: Schwere Hüftgelenksarthrose (Beachte den verschmälerten Gelenkspalt)

nicht beweglichen Hüftpfanne betroffen. Dieser Umstand ist allerdings von der Natur durch unterschiedliche Knorpeldicken im Hüftgelenk weitgehend ausgeglichen. Kommt es zu einer vermehrten Abnutzung im Bereich des Hüftgelenkes (z.B. bei einer Arthrose), wird sich diese zunächst an den eben beschriebenen hauptbelasteten Stellen abspielen (Abb. 4/5)

Dem Hüftgelenk unmittelbar benachbart sind die großen Nerven- und Gefäßstämme, die das Bein versorgen (Abb. 6).

Um eine Bewegung aktiv ausführen zu können, braucht man die Muskulatur. Diese muss zum einen die nötige Kraft besitzen, die geplante Bewegung ausführen zu können. Zum anderen soll die Muskulatur der Gegenrichtung in der Lage sein, langsam in der Spannung nachzulassen, damit die gewünschte Bewegungsrichtung überhaupt ausgeführt werden kann. Für die geplante Bewegung in einer Richtung ist es zusätzlich notwendig, dass gerade so viel Spannung der Muskulatur erbracht wird, wie eben be-

■ Aufbau und Funktion des Hüftgelenkes

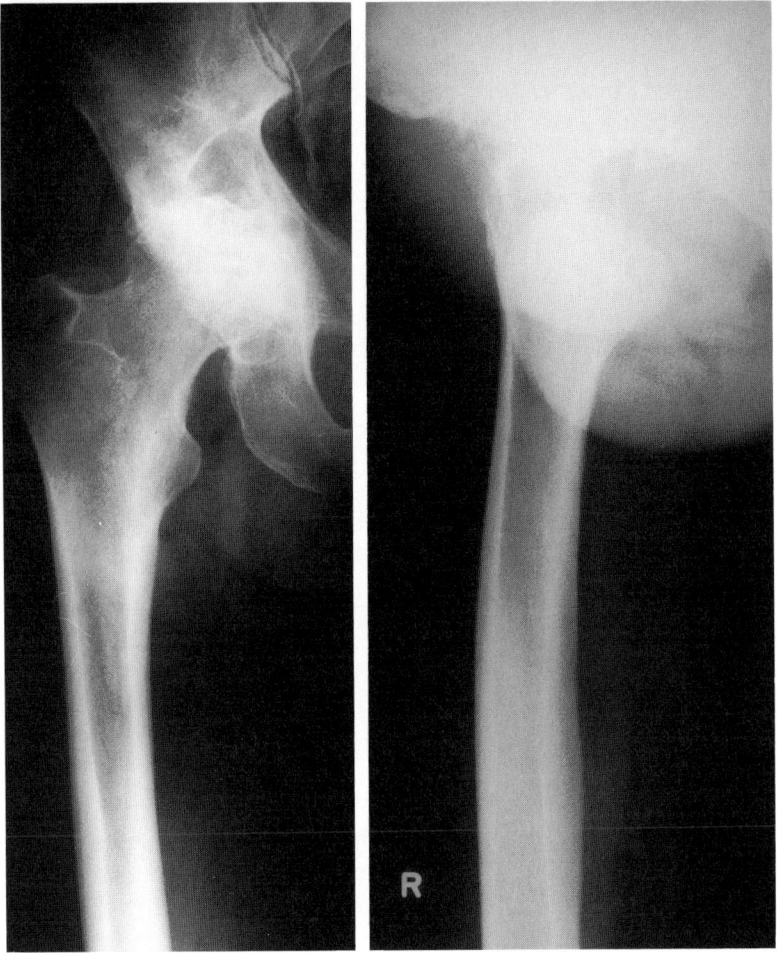

Abb. 5: Schwerste Hüftgelenksarthrose rechts mit fast vollständigem Verschwinden des Gelenkspaltes

nötigt – diese Feinabstimmung nennt man *Koordination*. Um also im Hüftgelenk eine für den Alltag verwendbare Funktion zu erreichen, benötigt man sowohl intakte Gelenkstrukturen, als auch eine funktionierende Muskulatur, die gleichermaßen kräftig wie koordinationsfähig sein muss. Dies soll bezogen auf zwei ausgewählte Tätigkeiten im Alltag, nämlich dem Gehen und dem Sitzen, näher erläutert werden.

Der physiologische (normale) Gangablauf

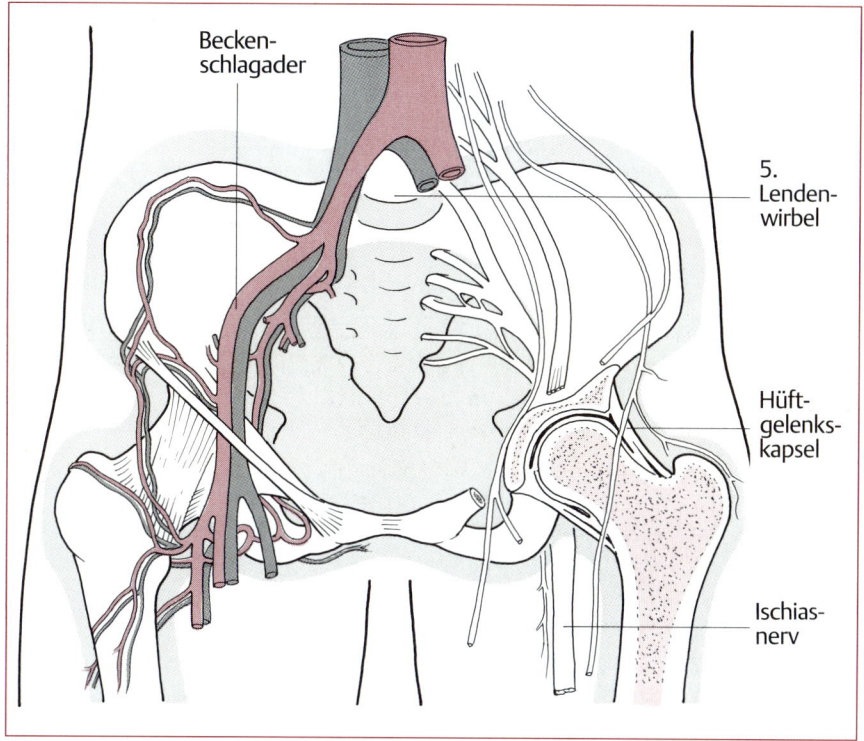

Abb. 6: Blut- und Nervenversorgung des Beckens

Der physiologische (normale) Gangablauf

Der physiologische Gangablauf ist ein Bewegungsablauf, bei dem der gesamte Körper, d. h. beide Beine, das Becken, der Rumpf mit dem Kopf, der Schultergürtel und beide Arme, zusammenarbeiten müssen (Abb. 7). Bereits zum Zeitpunkt der Geburt ist dieser Bewegungsablauf im zentralen Nervensystem gespeichert, obwohl er erst viel später, d. h. im Alter von ungefähr einem Jahr, gebraucht wird. Sobald die erste Phase des »Gehenlernens« abgeschlossen ist, läuft diese Bewegungsfolge in uns automatisch ab. Man muss über die Kombination der Muskeln und das Zusammenspiel der Gelenke im Körper nicht nachdenken: »Es geht wie von selbst …«

Doch im Laufe der Zivilisation hat sich in den Lebensgewohnheiten der Menschen vieles geändert: der Körper bekommt nicht mehr so viel Ab-

■ Aufbau und Funktion des Hüftgelenkes

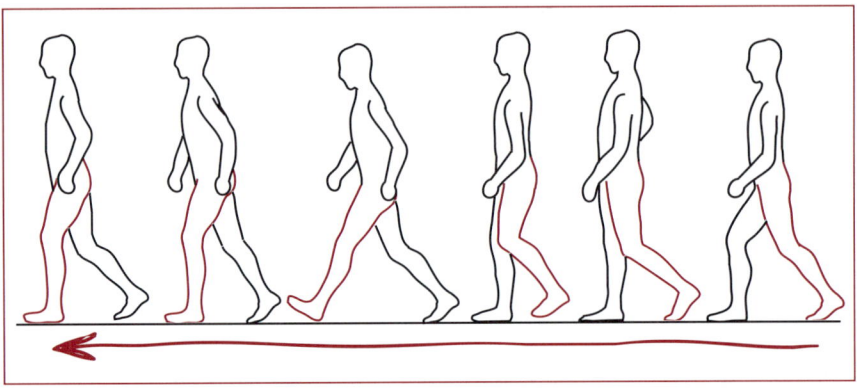

Abb. 7: Gangablauf

wechslung in seiner Beanspruchung, man verbringt viel Zeit im Sitzen, die Muskulatur ist nicht ausreichend trainiert. Und so verliert sich dieses zunächst optimal koordinierte Bewegungsmuster des Ganges mehr und mehr. Dies bedeutet nicht, dass sofort irgendwelche körperlichen Konsequenzen daraus spürbar werden müssen. Es gibt so gut wie keinen erwachsenen Menschen in unserer Zivilisation, der sich der immer noch vollständigen optimalen Koordinationsfähigkeit seines Körpers bedient. Kommt es allerdings irgendwann zusätzlich zu einer äußeren Störung des Bewegungsablaufes – z. B. ein harmloser Kieselstein befindet sich im Schuh –, dann ändert sich das Gangbild massiv und der Kieselstein im Schuh zeigt bis hinauf zum Schultergürtel und Kopf seine Auswirkungen beim Gehen: man tritt nicht richtig auf, das Körpergewicht wechselt auf das nicht betroffene Bein, die Wirbelsäule neigt sich seitlich und die Schultern stehen nicht auf einer Höhe. Der Körper sucht sich einen Weg, dem Schmerz auszuweichen. Entfernt man den Kieselstein aus dem Schuh, reguliert sich das Gangbild wieder automatisch.

Liegt allerdings eine Störung vor, die ebenfalls Schmerzen verursacht, die aber nicht so leicht zu beheben ist, dann wird der Körper nicht spontan zu seinem physiologischen Bewegungsverhalten zurückfinden und der Ausweichmechanismus wird sich bleibend im Gangbild verfestigen. Die Gelenke werden fehlbelastet und in ihrer Beweglichkeit eingeschränkt. Die Muskulatur passt sich diesen Fehlstellungen an und wird sich verkürzen. Einzelne Muskelgruppen werden geschwächt, da ihnen die Beanspruchung fehlt. In einem solchen Falle sollte eine gezielte Therapie erfolgen, die verständlicherweise nicht nur das ursächlich betroffene Gelenk, sondern den gesamten Bewegungsapparat mit erfassen muss, so dass am Ende wieder ein physiologischer Gangablauf möglich wird.

Eine zentrale Rolle beim Gehen spielt das Becken. Der Körperschwerpunkt befindet sich ungefähr auf Beckenhöhe und bei jeder Bewegung des Körpers nach vorne muss zunächst der Schwerpunkt in die Bewegungsrichtung gebracht werden. Wie oben erwähnt, bildet das Becken einen Gelenkpartner für das Hüftgelenk, so dass bei Störungen im Hüftgelenksbereich eine sofortige Auswirkung auf das Gangbild zu erwarten ist.

Die verschiedenen möglichen Bewegungsrichtungen im Hüftgelenk werden zum Gehen nicht alle in ihrem vollen Bewegungsausmaß benötigt. Nur die Streckfähigkeit sowie die Innendrehung des Hüftgelenks werden endgradig gebraucht, um hinkfrei gehen zu können. Alle anderen Bewegungsrichtungen werden ebenfalls zur Feinabstimmung benötigt, aber nicht vollständig im Bewegungsausmaß ausgenutzt.

Der Sitz

Der Sitz (Abb. 8) auf einem Stuhl oder Hocker darf nicht als statische Funktion, sondern als *angehaltene Bewegung* verstanden werden. Die Gelenke sowie die Muskulatur des gesamten Körpers müssen zusammenwirken, um den aufrechten Sitz zunächst zu ermöglichen.

Die Lebenssituationen vieler Menschen erfordern heutzutage eine lange Sitzdauer. Bei Berufen mit überwiegend sitzender Tätigkeit wird deutlich, dass der Sitz als »Bewegung« verstanden werden muss. Um z. B. den Telefonhörer auf dem Schreibtisch zu erreichen, neigt sich der Oberkörper nach vorne. Die Beugebewegung im Hüftgelenk wird hierdurch verstärkt.

Beim Gehen wird, wie oben gesagt, die Streckfähigkeit des Hüftgelenkes voll ausgeschöpft. Beim Sitzen hingegen benötigt der Körper viel Bewegungsspielraum bezüglich der Hüftbeugung (Abb. 8). Patienten mit Hüftgelenksarthrose können oft ihre Hüftgelenke nicht mehr weit genug beugen, um auf einem niederen Sofa Platz zu nehmen.

An diesem Beispiel wird deutlich, dass die *Sitzhöhe* in direktem Zusammenhang mit der Hüftbeugung zu sehen ist.

Je höher die Sitzgelegenheit ist, desto weniger Beugung wird zum Sitz benötigt.

Aufbau und Funktion des Hüftgelenkes

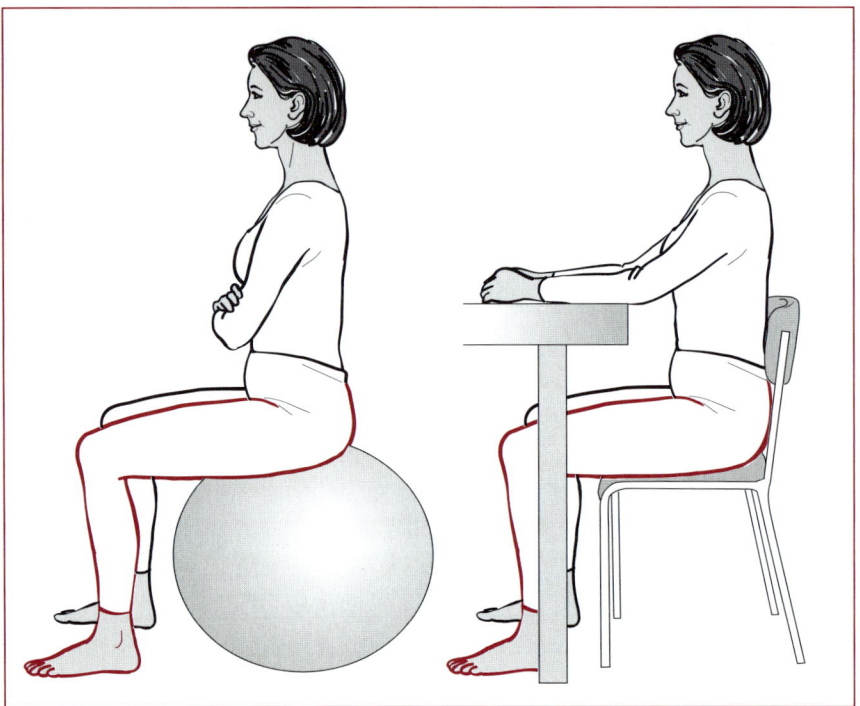

Abb. 8: Der Sitz

Da wir den Sitz als aktiven Zustand betrachten, muss demnach beim Patienten mit eingeschränkter Hüftbeugung immer auf die ausreichende Sitzhöhe geachtet werden. Eine einfache Lösung, die Sitzhöhe bei vorhandenen Sitzmöbeln anzuheben, ist die Auflage eines festen Sitzkissens.

Krankhafte Veränderungen am Hüftgelenk

Die starke Beanspruchung der Hüfte wurde bereits erwähnt. Ein gesundes Hüftgelenk ist aber im Allgemeinen so leistungsfähig, dass es auch die über lange Jahre währende Belastung unter normalen Umständen verträgt. Selbst bei Hochleistungssportlern ist mit einer vorzeitigen Abnutzung dieses Gelenkes nicht zu rechnen. Auch bei Patienten, welche schon lange Zeit auf einer Seite beinamputiert sind, kommt es nicht häufiger als bei der Normalbevölkerung zu einem vorzeitigen Hüftgelenksverschleiß auf der gesunden Seite. Dies zeigt mehr als andere Beispiele die hohe Belastungsfähigkeit der Hüfte. Allerdings spielt auch die genetische Disposition eine Rolle.

Ursachen der Hüftgelenksarthrose (Koxarthrose)

Es gibt zahlreiche Erkrankungen (angeborene und erworbene) sowie Verletzungsfolgen, welche durch eine gestörte Statik zu einer vermehrten Abnutzung führen können. Dieser vorzeitige Gelenkverschleiß wird allgemein als Arthrose bezeichnet. Unter den zahlreichen Krankheitsprozessen, welche zu einer vorzeitigen Abnutzung des Hüftgelenkes führen, seien im Folgenden nur einige erwähnt. Die Ursache einer Arthrose lässt sich aber oft überhaupt nicht ermitteln: die Krankheit stellt dann ein eigenständiges Geschehen dar.

Arthritis

Eine häufige Ursache des Gelenkverschleißes liegt im Auftreten so genannter entzündlicher Gelenkerkrankungen *(Arthritis)*. Hierbei kommt es durch eine Entzündung, deren Ursache nicht selten unklar ist, zu einer Zerstörung der Gelenkinnenhaut, welche die »Gelenkschmiere« bildet. Diese Krankheiten (im Volksmund als »Rheuma« bezeichnet) verursachen dann schwere Beeinträchtigungen der komplexen Stoffwechselvorgänge im Gelenk und führen zu einer allmählichen Zerstörung des Gelenkknorpels. Es gibt zahlreiche Unterformen der rheumatischen Erkrankungen.

Arthrosen nach Verletzungen

Als Folge eines *Hüftpfannenbruches* entwickelt sich nicht selten eine Koxarthrose. Durch die Gewalt des Unfalls kommt es zu Zerreißungen und Quetschungen des Knorpels. Die Gelenkfläche ist nicht mehr glatt, so dass sich dort regelrechte Stufen ausbilden können, die den schlüssigen

Krankhafte Veränderungen am Hüftgelenk

Gelenkkontakt nicht mehr gewährleisten. Die beiden Gelenkkörper passen nicht mehr richtig ineinander, die statischen Verhältnisse werden ungünstiger, und dadurch verschleißt das Gelenk rascher. Es ist sozusagen »Sand im Getriebe« (Abb. 9). Dieser *Knorpelabrieb* verstärkt sich rasch.

Auch ein *Oberschenkelhalsbruch* – und dies ist eine relativ häufige Verletzung v. a. beim älteren Menschen – kann zu einer erheblichen Beschädigung des Hüftgelenkes führen (Abb. 10).

Der Hüftkopf (Knochen und Knorpel) wird von den Blutgefäßen aus der Gelenkkapsel ernährt. Bei einem Oberschenkelhalsbruch kommt es häufig zu einer Zerreißung der den Hüftkopf versorgenden Blutadern. Deshalb geht bei bestimmten Bruchtypen später der Hüftkopf zugrunde (*Hüftkopfnekrose*). Dies führt dann in einigen Monaten zu einer vollständigen Zerstörung und der daraus folgenden Minderung der Belastungsfähigkeit des gesamten Hüftgelenkes. Eine derartige Hüftkopfnekrose kann aber auch nach *Pfannenbrüchen* sowie ebenso als eigenständige

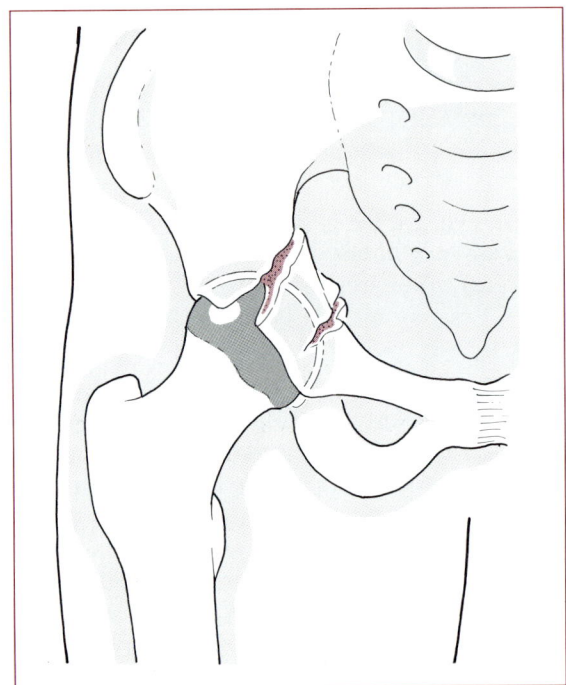

Abb. 9: Hüftpfannenbruch

Ursachen der Hüftgelenksarthrose (Koxarthrose)

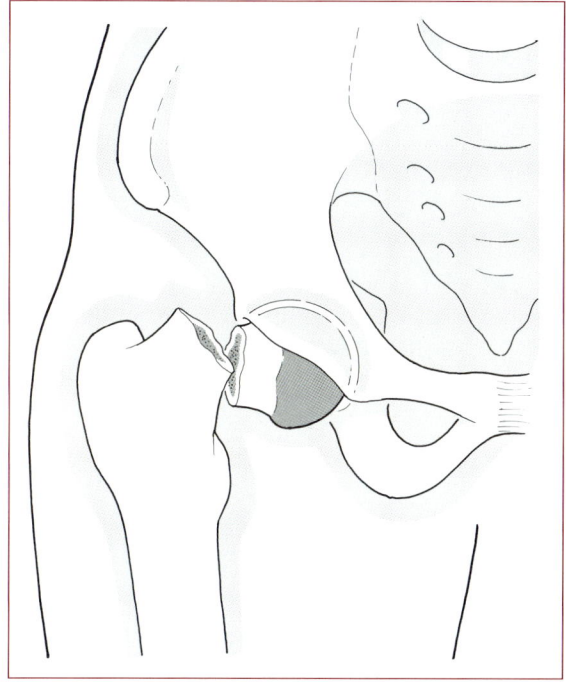

Abb. 10: Oberschenkelhalsbruch

Krankheit auftreten, wobei der eigentliche Entstehungsmechanismus bis heute nicht sicher geklärt ist (Abb. 11).

Fehlstellungen
Lange bestehende Fehlstellungen am Bein (*vermehrtes X- oder O-Bein*) können durch die gestörte Statik auch zu einer Hüftgelenksarthrose führen. Derartige Deformitäten treten beispielsweise nach falschen oder fehlerhaft verheilten Oberschenkelschaftbrüchen auf. Weiter sind starke Beinlängenunterschiede, seien sie angeboren oder erworben, zu nennen. Auch schwere Wirbelsäulenverbiegungen spielen eine Rolle bei der Entwicklung der Koxarthrose.

Es gibt zahlreiche angeborene Varianten des Hüftgelenkes, welche im späteren Lebensalter eine Arthrose zur Folge haben können. Hierbei ist eine ungenügende Überdachung des Hüftkopfes durch die relativ »minderwertig« ausgebildete Hüftpfanne zu nennen. Welch große Rolle diese

Krankhafte Veränderungen am Hüftgelenk

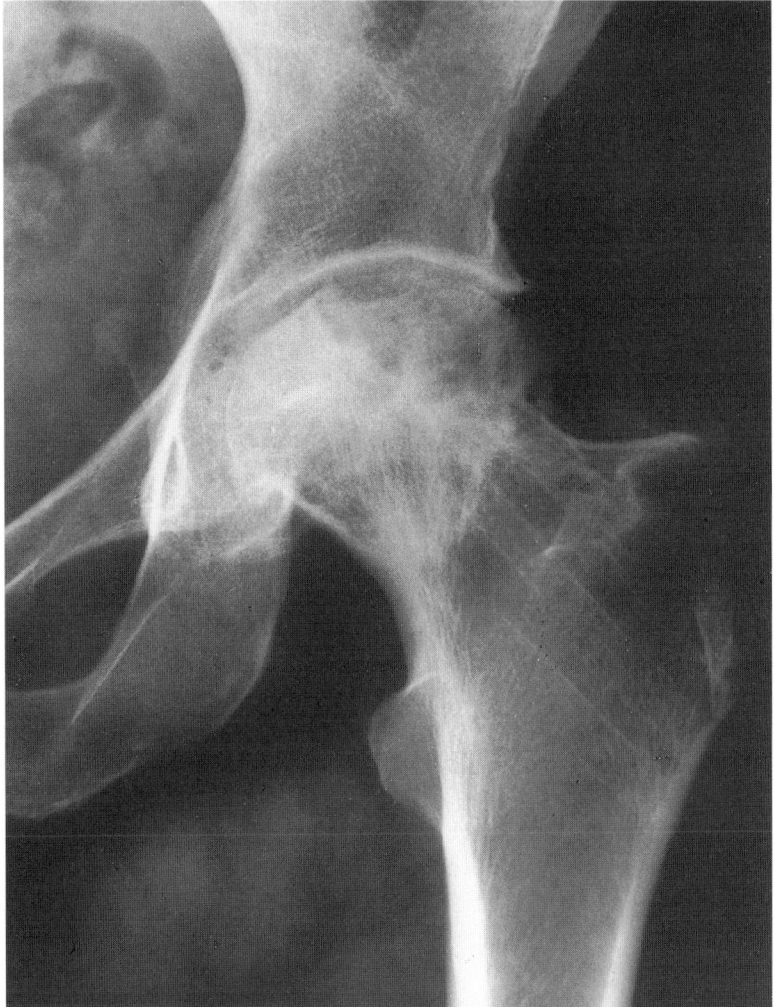

Abb. 11: Schwere Durchblutungsstörungen des Hüftkopfes (Hüftkopfnekrose) nach Schenkelhalsbruch. Beachte die Entrundung und ungleichmäßige Gestalt des Hüftkopfes

angeborenen Erkrankungen spielen, zeigt die Tatsache, dass die Untersuchung auf eine so genannte *Hüftgelenksdysplasie* (Fehlaufbau des Hüftgelenkes) bereits zu den von den Krankenkassen übernommenen Vorsorgeleistungen im Kleinkindesalter gehören.

Krankheitserkennung

Die frühzeitige Krankheitserkennung bei Koxarthrosen ist außerordentlich wichtig, damit rechtzeitig die notwendigen und sinnvollen Behandlungsmaßnahmen eingeleitet werden können.

Fast immer ist es der *Bewegungsschmerz*, in späteren Stadien der Erkrankung auch der *Ruheschmerz* an der Hüfte, welche den Patienten zum Arzt führen. Typisch ist ein »Anlaufschmerz«, der sich meist auf die Leistenregion projiziert. Gar nicht selten klagen die Patienten zunächst über Schmerzen im Kniegelenk. Der hinkende Gang des Patienten sowie die genaue körperliche Untersuchung ergeben bereits wichtige Hinweise. Laboruntersuchungen mit Bestimmung der so genannten Rheumawerte sind häufig erforderlich.

Eine sehr wichtige Untersuchung stellt das *Röntgenbild* dar. Nur durch die Röntgenuntersuchungen können die eigentlichen krankmachenden Veränderungen am Hüftgelenk selbst dargestellt werden. Diese weisen dann meist den Weg zur richtigen Behandlung. Der Knorpel stellt sich im Röntgenbild selbst nicht dar, man kann aber von den umgebenden Knochenstrukturen durchaus auf den Zustand des Knorpels Rückschlüsse ziehen. Am gesunden Hüftgelenk erkennt man den normalen glatten Gelenkspalt, welcher eine scharfe Begrenzung aufweist (Abb. 12). Bei der Hüftgelenksarthrose ist der Gelenkspalt mehr oder weniger stark verschmälert. Die Belastungsänderungen führen zu Ab- und Anbaureaktionen des Knochens am Hüftgelenk und damit zu einer Inkongruenz der Gelenkflächen. Auch sekundäre Weichteilprozesse wie Muskelverknöcherungen und Kapselverkalkungen sind im Röntgenbild gut sichtbar (Abb. 13).

Die angeborenen oder erworbenen Fehlstellungen des Hüftgelenkes lassen sich durch verschiedene Aufnahmetechniken ebenfalls erkennen. In seltenen Fällen wird manchmal eine Computer- oder Kernspintomographie (CT, NMR) als sehr spezielle Maßnahme erforderlich sein. Diese Verfahren kommen insbesondere beim Verdacht auf die oben beschriebene Hüftkopfnekrose infrage. Die am Knie sehr weit verbreitete Gelenkspiegelung (»Arthroskopie«) spielt am Hüftgelenk kaum eine Rolle.

Beschwerden und Röntgenbild des Patienten müssen v. a. in der Anfangsphase der Erkrankung nicht unbedingt parallel einhergehen. Um so wichtiger ist es daher, dass der Arzt den körperlichen Zustand des Patienten kennt und seine Schmerzen richtig einzuschätzen vermag, um die entsprechenden Behandlungsmaßnahmen einzuleiten.

Krankhafte Veränderungen am Hüftgelenk

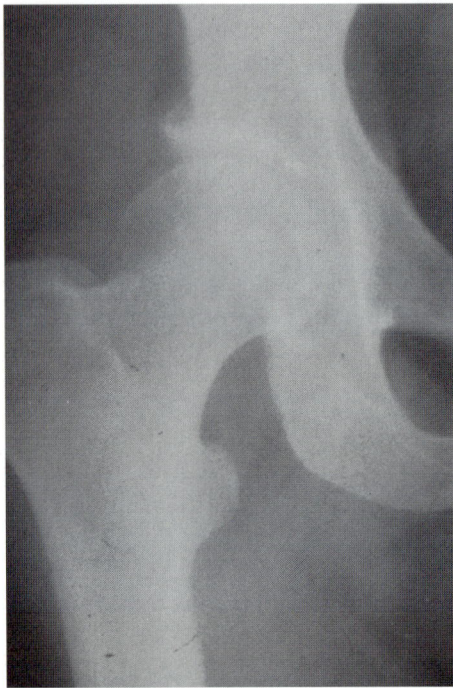

Abb. 12: Röntgenbild eines normalen, gesunden Hüftgelenks

Krankheitsverlauf

▶ 1. Der eigentliche krankmachende Vorgang bei einer Arthrose – gleich welcher Ursache – besteht darin, dass der Gelenkknorpel an verschiedenen Stellen aufweicht bzw. dass seine Elastizität leidet.

▶ 2. Wenn nun aber die Fähigkeit der Gelenkfläche zum reibungslosen Gleiten verloren geht, sind die Voraussetzungen für einen vorzeitigen Abrieb des Knorpels geschaffen. Die Knorpeloberfläche eines Gelenkes hat unter anderem auch die Aufgabe, den entstehenden Druck gleichmäßig auf den umgebenden Knochen zu verteilen. Dieses ist jedoch bei minderwertigem Knorpel nicht mehr möglich. Auf diese Weise kommt es dann zu einer übermäßigen schmerzhaften Beanspruchung des dem Knorpel benachbarten Knochens, den dieser versucht durch entsprechende Neubildungen auszugleichen. Dadurch entstehen beispielsweise an einem arthrotischen Gelenk knöcherne Randzacken. Diese Knochenneubildungen sind als Selbsthilfemechanismus der Natur aufzufassen, mittels »Einsteifung« Bewegungen in einem verschlissenen Gelenk zu vermeiden.

Krankheitsverlauf

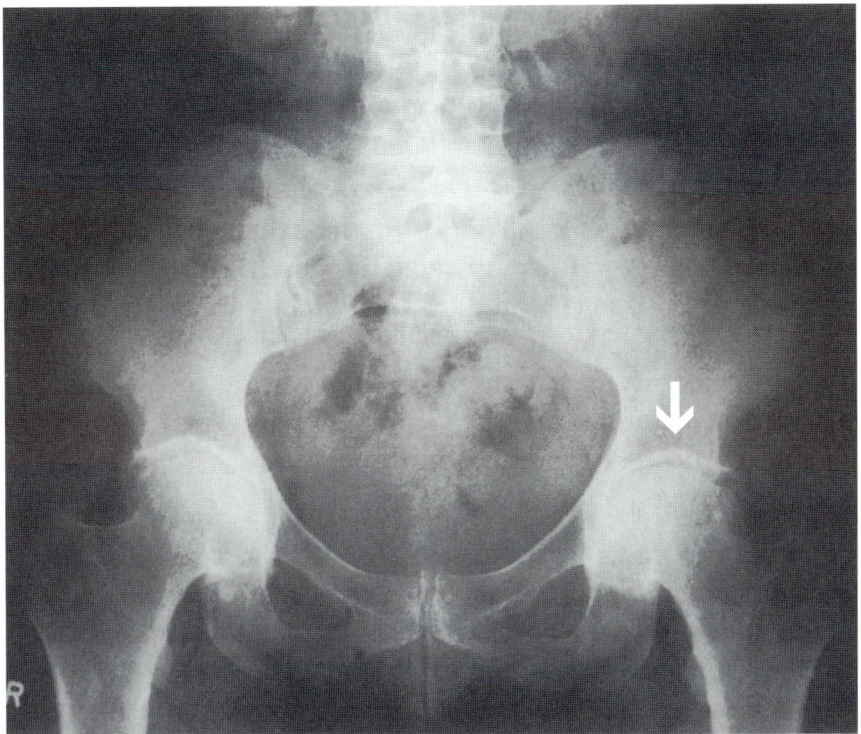

Abb. 13: Beidseitige schwere Hüftgelenksarthrose: die Gelenkspalten sind verschmälert, die Hüftköpfe sind entrundet

▶ 3. In der weiteren Folge der Krankheit kann es zu einer Mitbeteiligung der Gelenkkapsel kommen, wobei diese sich verhärtet und gar verknöchern kann. Die das Gelenk umgebende Muskulatur ist ebenfalls oft betroffen und reagiert mit Narbenbildungen und Schrumpfungen auf die Krankheit. All diese Vorgänge verursachen die heftigen und in der Endphase der Krankheit schier unerträglichen Schmerzen.

▶ 4. Durch die beschriebenen Veränderungen an Knochen, Knorpel und Gelenkkapsel sowie an der umgebenden Muskulatur kommt es im weiteren Verlauf der Krankheit zu einer Bewegungseinschränkung im betroffenen Gelenk, Schmerzen und einer daraus resultierenden Schonhaltung.

Diese Schonung führt dann im weiteren Verlauf der Krankheit zu einer *Zwangshaltung*, wobei in dieser Stellung der Patient am wenigsten oder

Krankhafte Veränderungen am Hüftgelenk

keine Schmerzen hat. Gerade am Hüftgelenk hat diese Schon- bzw. Zwangshaltung rasch eine Verschlechterung des Gangbildes mit entsprechendem Humpeln zur Folge. Häufig muss ein Gehstock zu Hilfe genommen werden. Heftige Bewegungsschmerzen und damit verbundene Unfähigkeit, lange Strecken zu laufen, beeinträchtigen das Wohlbefinden erheblich. Die Wirbelsäule ist ebenfalls als Folge der Hüftgelenksarthrose häufig mit entsprechenden Beschwerden zusätzlich betroffen. Viele Patienten leiden unter erheblichen Ruheschmerzen, die einen ungestörten Schlaf unmöglich machen.

Unbehandelt kann die Arthrose zu einem weitgehenden Bewegungsverlust der Hüfte führen. Diese *Einsteifung* lässt die Hüfte jedoch häufig in einer ungünstigen Stellung verharren. Man darf auch nicht vergessen, dass die benachbarten Körperabschnitte, wie das Kniegelenk und die Wirbelsäule, durch die Einsteifung ungünstig belastet werden und damit auch stärkeren und ungewohnten Beanspruchungen ausgesetzt sind. Dadurch können auch in diesen Körperabschnitten zusätzlich Schmerzen und vorzeitige Abnützungen entstehen.

Durch diese ineinander greifenden Vorgänge baut sich ein regelrechter Teufelskreis auf, welcher nur durch eine gezielte Behandlung durchbrochen werden kann. Der Mensch besteht nicht nur aus Knochen und Gelenken, sondern es ist gerade die umgebende *Muskulatur*, welche die Gelenke beweglich erhält. Aus diesem Grunde sollte eine Behandlung nicht nur die Ursache der Arthrose bzw. deren Auswirkungen am *Knochenskelett*, sondern auch unbedingt die für die Bewegung eines Gelenkes notwendige Muskulatur berücksichtigen.

Konservative (nicht operative) Behandlung der Koxarthrose

Je nach Entstehungsursache der Koxarthrose ist besonders im Anfangsstadium eine *konservative (= nichtoperative) Behandlung* ausreichend und wirksam. Sie kann die Beschwerden des Patienten häufig für einen gewissen Zeitraum lindern oder gar beseitigen.

Man versucht, das Gelenk von außen so zu beeinflussen, dass die Reizerscheinungen (Entzündungen, Gelenkergüsse) abklingen, die akuten Schmerzen verschwinden und die eingeschränkte Beweglichkeit sich normalisiert. Auf diese Weise können allerdings bereits entstandene Veränderungen an Knorpel und Knochen nicht rückgängig gemacht werden. Durch eine konsequente, richtig dosierte und sachgerecht durchgeführte krankengymnastisch-physikalische Behandlung lassen sich die Beschwerden mitunter über Jahre zurückdrängen, so dass eine Operation vermieden werden kann oder aber erst später erforderlich wird. Gerade im Hinblick auf die Haltbarkeit eines neuen Hüftgelenkes ist dieses ein nicht zu unterschätzender Vorteil.

Zur klassischen konservativen Behandlung gehören so genannte überwärmende Maßnahmen zur Verbesserung der örtlichen Durchblutung. Durch diese *passiven Einwirkungen* wird die umgebende Muskulatur aufgelockert, die Schmerzen lassen nach. Fangopackungen, Heublumenauflagen und heisse Wickel seien hier nur als Beispiele genannt. Weiter können eine sinnvoll angewandte Kurzwellenbehandlung, andere Behandlungen mit elektrischen Strömen (z. B. die sog. pulsierende Signaltherapie) sowie die Ultraschall-Therapie zur Anwendung kommen. Heilbäder sind häufig sehr nützlich. Unterwassermassagen zur Lockerung der verspannten Muskulatur ermöglichen eine Verbesserung der Beweglichkeit. Schwimmen und Bewegungen im Wasser sind meist sehr hilfreich, da die schmerzhafte Gewichtsbelastung durch den Körperauftrieb entfällt.

Physiotherapie (Krankengymnastik)

Die Physiotherapie kann Patienten mit einer Hüftgelenksarthrose nicht heilen. Sie kann aber durch *aktive Behandlung* Einfluss nehmen auf die Folgeprobleme, die sich für den Patienten aus der Erkrankung ergeben. Das Fortschreiten des Leidens kann durch konsequente physiotherapeutische Behandlung verzögert werden, indem der Teufelskreis, in dem der Patient sich befindet, durchbrochen wird.

Konservative (nicht operative) Behandlung der Koxarthrose

Der menschliche Körper sucht sich immer den einfachsten Weg, um Schmerzen auszuweichen. Im Falle der Hüftgelenksarthrose ermöglicht es die Muskulatur dem Körper zunächst die schmerzhafte Stellung im Gelenk zu vermeiden. Der Hüftkopf wird durch übermäßiges Anspannen bestimmter Muskelgruppen aus seiner bisherigen Belastungszone gebracht. Dies verringert für den Moment die Schmerzen. Längerfristig betrachtet, führt diese Reaktion allerdings zu einer Verkürzung dieser mehrarbeitenden Muskulatur und zu einer deutlichen Verschiebung des Kräftegleichgewichtes der gesamten hüftgelenksumgebenden Muskeln. Später wird dann im Hüftgelenk eine Fehlstellung verursacht, die schwer zu korrigieren ist.

Betrachtet man die Veränderungen, die sich nicht nur direkt am Hüftgelenk abspielen, so wird durch eine Verschiebung des Körperschwerpunktes eine Veränderung der gesamten Statik erreicht. Am auffälligsten ist der so genannte *Beckenschiefstand:* die beiden Beckenkämme stehen nicht mehr auf einer Höhe. Daraus folgt eine Seitneigung der Lendenwirbelsäule mit nachfolgenden Muskelverspannungen und Schmerzen. Aus dem verständlichen Versuch, Schmerzen zu vermeiden, entwickeln sich also auf anderem Weg neue Schmerzen – der Patient befindet sich in einem *Teufelskreis*.

Das Ziel der Physiotherapie besteht darin, die aufgezeigte Folgeproblematik, die sich aus der Hüftgelenksarthrose ergibt, möglichst gering zu halten.

▶ Behandlungsaufbau

Der Aufbau der physiotherapeutischen Behandlung basiert auf der individuellen Untersuchung des Patienten. Auf Grund der weitreichenden Konsequenzen, die sich aus einer Koxarthrose für den Patienten ergeben, kann diese Untersuchung sich nicht nur auf das Hüftgelenk beschränken.

Beurteilt werden:

- die Schmerzsituation des Patienten, die sich häufig schon im Gesichtsausdruck niederschlägt
- Hilfsmittel (z. B. Stock) und das Schuhwerk beim Eintreten in den Behandlungsraum
- Die Fuß- und Beinachsen des Patienten im aufrechten Gang
- Das Ausziehen von Hose, Schuhen und Strümpfen; der Therapeut kann sich hierbei einen ersten Eindruck über die Beweglichkeit und das gesamte Bewegungsmuster des Patienten machen

Physiotherapie (Krankengymnastik)

- die Bewegungsübergänge des Patienten vom Stand zum Sitz auf der Behandlungsbank, vom Sitz in die Rückenlage auf der Bank etc.
- Beweglichkeit der Wirbelsäule, *beider (!)* Hüftgelenke, der Kniegelenke und der Sprunggelenke
- der Spannungszustand und die Kraft der Muskulatur
- die Einbindung der Hüftgelenke in komplexe Bewegungsmuster zur Beurteilung der Koordination

Das Gesamtbild wird abgerundet durch ärztliche Informationen oder Zusatzdiagnosen, die der Patient mitbringt.

Eine Änderung der Behandlungsstrategie kann in manchen Punkten auch während der Behandlung erfolgen – es ergeben sich bei der aktiven Therapie und im Gespräch häufig neue Untersuchungsergebnisse. In der aktiven physiotherapeutischen Übungsbehandlung gibt es keine allgemein gültigen Regeln, die die Auswahl von Maßnahmen oder deren Reihenfolge bestimmen. Der Aufbau der Therapie richtet sich nach den Ergebnissen aus der Untersuchung. Die Zusammenarbeit zwischen Patient und Therapeut wird allerdings sehr erleichtert, wenn der erste Gedanke des Therapeuten sich der *Schmerzverringerung* widmet. Hierzu muss eine Ausgangsstellung für die Therapie gefunden werden, in der die Schmerzen des Patienten abgebaut oder zumindest deutlich verringert werden. Welches aus der Untersuchung gefundene Problem als erstes in der Behandlung berücksichtigt wird, liegt auch daran, inwieweit es dem Patienten subjektiv vorrangig erscheint. So kann zum Beispiel die deutliche Bewegungseinschränkung dem Patienten selbst noch nicht einmal aufgefallen sein, während er über eine Kraftminderung klagt, die dem Therapeuten nicht als vordergründig aufgefallen wäre.

▶ **Therapiemaßnahmen**

Die gesamte physiotherapeutische Behandlung steht unter dem Gesichtspunkt der geringen *Gelenkbelastung*. Die Beanspruchungen sind in verschiedenen Ausgangsstellungen unterschiedlich hoch. Dies bedeutet also, eine adäquate und nicht übermäßige Gelenkbelastung zu erarbeiten. Dies wird möglich, wenn das Gelenk in jeder Position muskulär geschützt wird. Die Muskulatur muss also in der Lage sein, in jeder Ausgangsstellung den gerade verlangten notwendigen Krafteinsatz zu leisten.

In der Behandlung steht wie oben gesagt die Schmerzverringerung an erster Stelle. Hier kommen unterstützende Maßnahmen wie Elektrotherapie, Wärme- und Kälteanwendungen (s.o.), Bäder sowie die Behandlung im Schlingentisch zur Anwendung.

■ **Konservative (nicht operative) Behandlung der Koxarthrose** ▬

▶ **Behandlungsansätze**
Zur *aktiven Behandlung* stehen dem Therapeuten drei Ansätze zur Verfügung:

1. Der »aktive« Aufbau der Fußgewölbe
Über den Fuß, der beim Gehen der Kontaktpunkt des Körpers zur Unterlage ist, erfährt der Körper wichtige Informationen, die er im Gangmuster beantwortet.

Die Fußmuskulatur steht damit in direktem Zusammenhang mit der hüftgelenksumgebenden Muskulatur. Man kann bei fast allen Koxarthrose-Patienten ein Ungleichgewicht der Fußmuskulatur und damit ein Abflachen der Fußgewölbe erkennen. Durch den Verlust der aktiv gestützten Fußgewölbe kommt es zu einer Verringerung der Stoßdämpferwirkung am Hüftgelenk. Bei jedem Schritt wird das Hüftgelenk mehr als nötig belastet. Einen wichtigen Beitrag zur Verringerung der Gelenkbelastung leistet demnach der aktive muskuläre Aufbau der Fußgewölbe.

2. Die Behandlung der gelenkumgebenden Strukturen (Muskulatur, Bänder, Gelenkkapsel und Sehnen)
Durch gezielte physiotherapeutische Methoden ist es möglich, Verkürzungen oder Schrumpfungen bzw. Kraft oder Koordinationsdefizite dieser Strukturen zu behandeln. Diese beiden »Behandlungsansätze« zusammengenommen führen am Ende zu einer ganzheitlichen Patientenbehandlung, die Bewegungsübergänge und -abläufe aus dem Patientenalltag einschließt.

3. Hilfsmittel
Befindet sich der Patient in einem weiter fortgeschrittenen Krankheitsstadium, kann der Einsatz von Hilfsmitteln nötig werden. Auf diese sollte dann nicht mehr verzichtet werden, wenn entweder ohne sie keine Schmerzfreiheit mehr erreicht wird oder angrenzende Gelenke ohne Hilfsmittel stark überbelastet werden.

Als erste Maßnahme wird im Allgemeinen ein *Handstock* verordnet, der dem betroffenen Gelenk bereits einen Teil der Belastung abnehmen kann. Dieser Handstock sollte immer auf der Gegenseite des betroffenen Beines benutzt werden, um weiterhin einen möglichst physiologischen Gangablauf zu ermöglichen. Beim Fortschreiten des Leidens können dann auch ein oder zwei *Unterarmstützen* notwendig werden.

Physiotherapie (Krankengymnastik)

Für den Alltag sehr nützlich sind ein *Strumpfanzieher* oder die »*helfende Hand*«. Letztere verlängert den Arm mit einer Zange, so dass das Aufheben kleiner Gegenstände möglich wird und bleibt. Diese Hilfen sind über den Sanitätsfachhandel zu beziehen. Bei der Verordnung derartiger Hilfsmittel sollte der Grundsatz »so wenig wie möglich, aber so viel wie nötig« gelten, um die physiologischen Bewegungsabläufe recht lange zu erhalten.

▶ **Therapiebegleitende Maßnahmen**
Jedes Therapiekonzept sollte für jeden Patienten individuell vom behandelnden Arzt aufgebaut werden. Es gibt immer wieder Patienten, welche die verordneten Anwendungen schlecht oder nicht vertragen. Diese Tatsache muss in der Behandlung Berücksichtigung finden.

Eine *Badekur* mit zusätzlicher psychischer Umstellung und Ablenkung kann die Hüftgelenksarthrose häufig günstig beeinflussen. Gleiches gilt für einen evtl. notwendigen *Arbeitsplatzwechsel* bzw. die Aufgabe schwerer körperlicher Belastungen.

Andere Gesichtspunkte ergeben sich bei angeborenen Fehlstellungen im Bereich des Hüftgelenkes. Hier kann eine frühzeitige Operation bei der die Stellung des Hüftkopfes verändert wird, das Auftreten einer Arthrose günstig beeinflussen oder aber sogar verhindern. Auf diese Maßnahmen wird im Kapitel über die operativen Behandlungsmöglichkeiten noch genauer eingegangen.

Ein wesentlicher, immer wieder unterschätzter Gesichtspunkt beim Vorliegen einer Hüftgelenksarthrose ist die *Normalgewichtigkeit*. Starkes Übergewicht kann die Arthrose durch entsprechend vermehrte Belastung des Gelenkes rasch verstärken.

Die Schwierigkeit für einen schmerzhaft gehbehinderten Patienten, Gewicht abzunehmen, wird nicht verkannt. Dieses sollte dennoch mit allen verfügbaren Mitteln versucht werden, um das Fortschreiten der Arthrose zu verlangsamen. Die Gewichtsreduktion sollte daher unbedingt am Anfang der konservativen Behandlung stehen. Nicht selten müssen die Patienten hier professionelle Hilfen (»Optifast-Zentren«) in Anspruch nehmen. Dieser Hinweis gilt im Übrigen gleichermaßen für die operative Behandlung der Arthrose mit einer Endoprothese. Eine starke Gewichtszunahme nach Einbau eines künstlichen Hüftgelenkes hat nachgewiesenermaßen negative Auswirkungen auf die Haltbarkeit und Standzeit der Endoprothese.

■ Konservative (nicht operative) Behandlung der Koxarthrose ■

Medikamentöse Behandlung

Die erwähnten Maßnahmen der Physiotherapie werden häufig von einer *medikamentösen Behandlung* begleitet, welche die Entzündungserscheinungen im Gelenk zurückdrängt und außerdem die Schmerzen lindert. Es gibt zahlreiche Präparate mit unterschiedlichem Wirkungsprofil (so genannte *Antirheumatika*), welche jedoch nie ohne entsprechende Verordnung des Arztes und dauernde Kontrollen eingenommen werden sollten. Die Verträglichkeit dieser Medikamente hat sich in neuerer Zeit wesentlich gebessert. Dennoch können die Nebenwirkungen (z. B. Magenunverträglichkeit, Veränderung des Blutbildes) so erheblich sein, dass sie zur Absetzung des Medikamentes zwingen. Die jeweilige Dosierung muss den individuellen Erfordernissen und Reaktionen des Patienten angepasst werden. Gelegentlich werden zusätzlich zu den genannten Maßnahmen örtliche Infiltrationen mit Schmerzmitteln oder Kortison-Präparaten vorgenommen.

Teure *Knorpelaufbaupräparate* sind in ihrer Wirkung nach wie vor umstritten und unsicher. Zur Zeit laufen intensive Forschungsprogramme mit dem Ziel, die Regenerationsfähigkeit des abgenutzten Knorpels zu verbessern. Hier werden u. a. mit Einbeziehung moderner gentechnischer Methoden erhebliche Anstrengungen unternommen. Ein Durchbruch, der im fortgeschrittenen Stadium der Koxarthrose eine Operation vermeiden lässt, ist jedoch leider noch lange nicht in Sicht. Insofern sollte euphorischen Pressemitteilungen zu diesem Thema noch eine gewisse Zurückhaltung entgegengebracht werden.

Operative Behandlung der Hüftgelenksarthrose

Führen die konservativen Maßnahmen bei der Behandlung der Koxarthrose nicht zum gewünschten Ziel (Beschwerdelinderung, Verbesserung der Beweglichkeit), müssen Arzt und Patient überlegen, ob nicht durch eine *Operation* eine Besserung der Schmerzen möglich ist. Es sei nochmals darauf hingewiesen, dass es ja gerade die Schmerzen bei der Koxarthrose sind, welche den Patienten in seinem Wohlbefinden erheblich beeinträchtigen.

Bei der operativen Behandlung der Hüftgelenksarthrose stehen verschiedene Verfahren zur Verfügung, die entsprechend dem Einzelfall zum Einsatz kommen. Bei Patienten im fortgeschrittenen Lebensalter mit starker Schmerzhaftigkeit und erheblicher Einsteifung kommt der künstliche *Hüftgelenksersatz* (Endoprothese) in Frage. Da die Hüftgelenksarthrose vorwiegend eine Erkrankung im höheren Lebensalter ist, macht diese Patientengruppe sicher den größten Anteil aus.

Umstellungsoperation

Auf der anderen Seite gibt es aber auch jüngere Patienten, bei denen ohne Ersatz des erkrankten Gelenkes eine Verbesserung des Zustandes durch eine *gelenkerhaltende Operation* möglich ist. Zu diesen Eingriffen zählen die sog. *Umstellungsosteotomien.* Diese Maßnahmen (Durchtrennung des Knochens mit Veränderung der Stellung des Hüftkopfes in der Hüftpfanne) können die Statik sowie die Belastungsverhältnisse am Hüftgelenk wesentlich verbessern.

Das Prinzip der Operation besteht in einer anderen Einstellung des Hüftkopfes in die Hüftpfanne. Diese kann durch eine steilere oder eine flachere Stellung des Oberschenkelhalses erreicht werden. Auf diese Weise werden bisher nicht belastete, noch einigermaßen gesunde Anteile des Hüftkopfes in die Belastungszonen des Gelenkes einbezogen. Technisch wird so vorgegangen, dass der Knochen unterhalb des Oberschenkelhalses durchtrennt wird. Ein entsprechender Knochenkeil in der gewünschten Korrekturebene wird entnommen, gelegentlich wird auch ein Knochenkeil eingesetzt (Abb. 14).

Der Knochen wird nun wieder aufeinander gestellt und durch eine mit Schrauben verankerte Metallplatte fixiert. Eine zusätzliche Gipsbehandlung ist nicht erforderlich. An der Durchtrennungsstelle heilt der Knochen nach einigen Wochen wieder folgenlos zusammen.

Operative Behandlung der Hüftgelenksarthrose

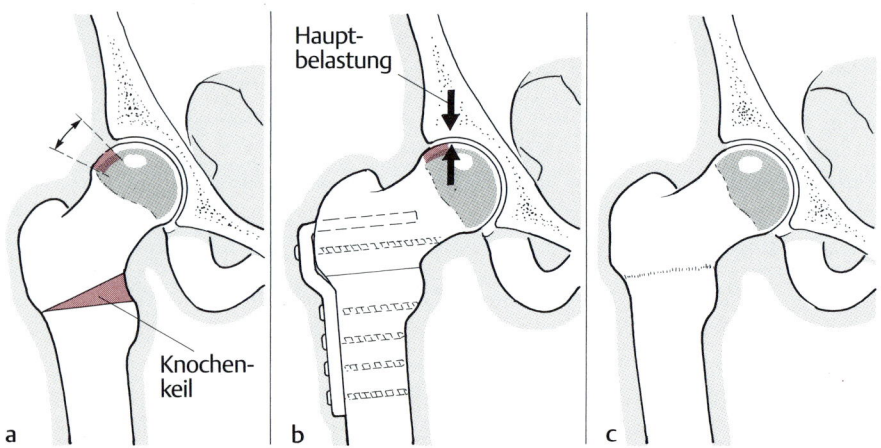

Abb. 14: Umstellungsosteotomie mit Knochenkeil-Entnahme und Plattenfixierung

Bereits in der ersten Zeit nach dem Eingriff können und müssen krankengymnastische Übungen unter entsprechender Anleitung durchgeführt werden.

Durch die Operation werden die Ansatzpunkte für die hüftgelenkumgebende Muskulatur verlagert. Das kann dazu führen, dass die ursprüngliche Entfernung zwischen Ursprung und Ansatz der Muskulatur verkürzt oder verlängert wird. Für die Muskulatur bedeutet dies, dass die über Jahre als normal gemeldete Grundspannung nun entweder herab- oder heraufgesetzt wurde. Um eine Bewegung in einem Gelenk aktiv ausführen zu können, muss sich die Muskulatur für die jeweilige Bewegungsrichtung anspannen, die Muskulatur der Gegenrichtung lässt gleichzeitig nach und ermöglicht damit die Bewegung. Ist der Grundspannungszustand durch eine aus der Operation folgende geminderte Muskellänge verändert, kann weder die gezielte Anspannung noch die dazu nötige Entspannung vom Patienten spontan geleistet werden.

Daher ist eine ganz gezielte Therapie nötig, die den Hauptschwerpunkt auf das neu zu erstellende *Muskelgleichgewicht* legt. Die Bewegung im Hüftgelenk selbst – passiv oder unterstützt – macht in der Regel keine Schwierigkeiten. Die *aktive Ausführung* der Bewegung und die Einbindung der betroffenen Muskulatur in die Gesamtkoordination des Körpers sind die

Operative Behandlung der Hüftgelenksarthrose

Ziele der krankengymnastischen Behandlung nach einer derartigen Operation.

Das operierte Bein darf in den ersten Wochen nicht voll belastet werden, wobei eine dosierte Teilbelastung (s. auch im »Übungsteil«) nach Absprache mit Arzt und Krankengymnast frühzeitig möglich ist.

Die Umstellungsoperationen werden für jeden Patienten individuell geplant. Der Vorteil dieser Eingriffe liegt darin, dass das betroffene Gelenk selbst durch die Operation nicht beeinträchtigt wird. Die Korrektur geschieht außerhalb des Gelenkes, d. h. die Einwirkung auf die Arthrose erfolgt indirekt.

Da neben der Schmerzverbesserung die Umstellungsosteotomie vor allem der Verhinderung bzw. positiven Beeinflussung einer Arthrose des Hüftgelenkes dient, darf dieser Eingriff verständlicherweise nicht zu spät erfolgen. Ist das gesamte Hüftgelenk erst einmal weitgehend zerstört, kann auch eine Umstellungsoperation keine Zustandsverbesserung mehr bringen (Abb. 15).

Das von Arzt und Patient getragene Behandlungskonzept kann daher nicht von vornherein ausschließlich den Einbau des künstlichen Hüftgelenkes zum Ziel haben. Die anderen Alternativen sollten mitbedacht werden.

Hüftgelenksversteifung

Eine Hüftgelenksprothese stellt ein Kunstprodukt dar. Die »Haltbarkeit« dieses künstlichen Hüftgelenkes ist aus den verschiedensten Gründen nicht unbegrenzt. Hierbei handelt es sich um Materialprobleme sowie die im Laufe der Zeit möglicherweise auftretende Lockerung zwischen der Prothese und dem benachbarten Knochen. Daher eignet sich das künstliche Hüftgelenk nur bei strenger Anzeigestellung für jüngere Menschen.

Für diese Patienten kann die *operative Hüftgelenksversteifung* (Arthrodese) in Frage kommen. Durch eine korrekt durchgeführte Hüftgelenksversteifung kann für lange Jahre Schmerzfreiheit erzielt werden. Die Ausgleichsmechanismen im Bereich der Lendenwirbelsäule, welche eine Beckenkippung nach vorne erlauben, ermöglichen einen relativ guten Bewegungsablauf beim Gehen. Die Behinderung beim Sitzen ist jedoch erheblich – fast immer sind Spezialstühle erforderlich. Nach vielen Jahren der Hüftgelenksversteifung können sich allerdings v. a. Knie- und Rückenprobleme einstellen. In den letzten Jahren wurde durch die Ent-

Operative Behandlung der Hüftgelenksarthrose

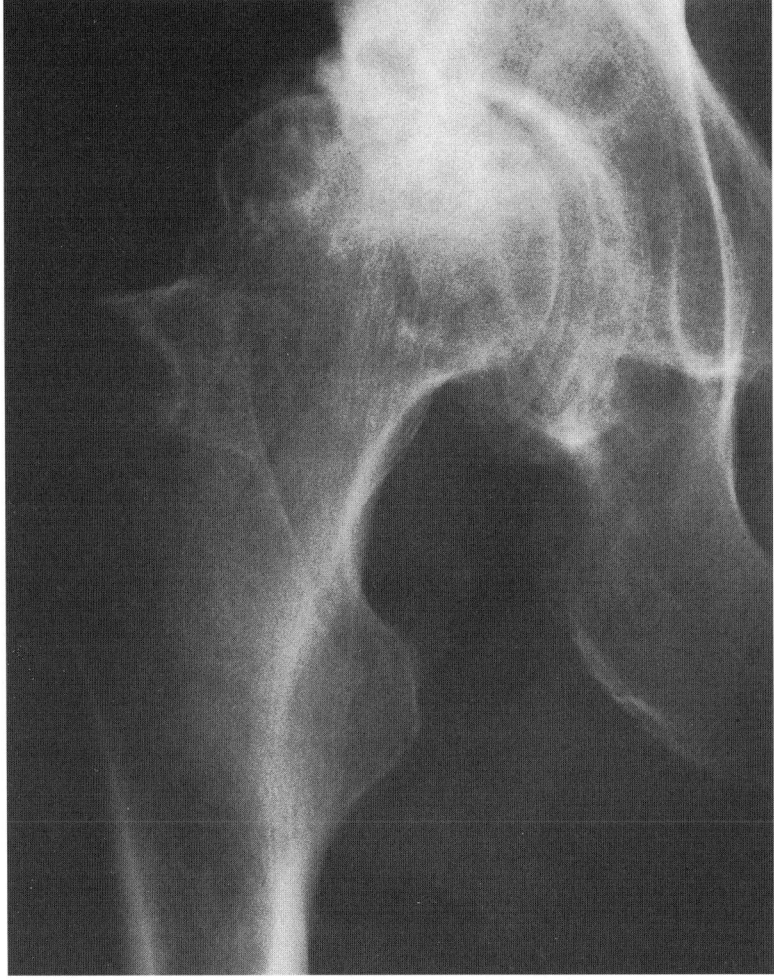

Abb. 15: Schwere Koxarthrose. Eine Umstellungs-Operation hat hier keinen Sinn mehr

wicklung sog. *zementloser Implantate* (s. u.) die Verankerung der Prothese im Knochen deutlich verbessert. Dies hat den Stellenwert der Arthrodesen zurückgedrängt. Im Vergleich v. a. mit den guten Frühergebnissen nach Einbau einer Hüftprothese kommt die Versteifung eindeutig schlechter weg. Daher wird diese Operation von den Patienten (und den Ärzten!) kaum noch akzeptiert. Dennoch stellt ein solcher Eingriff in

Operative Behandlung der Hüftgelenksarthrose

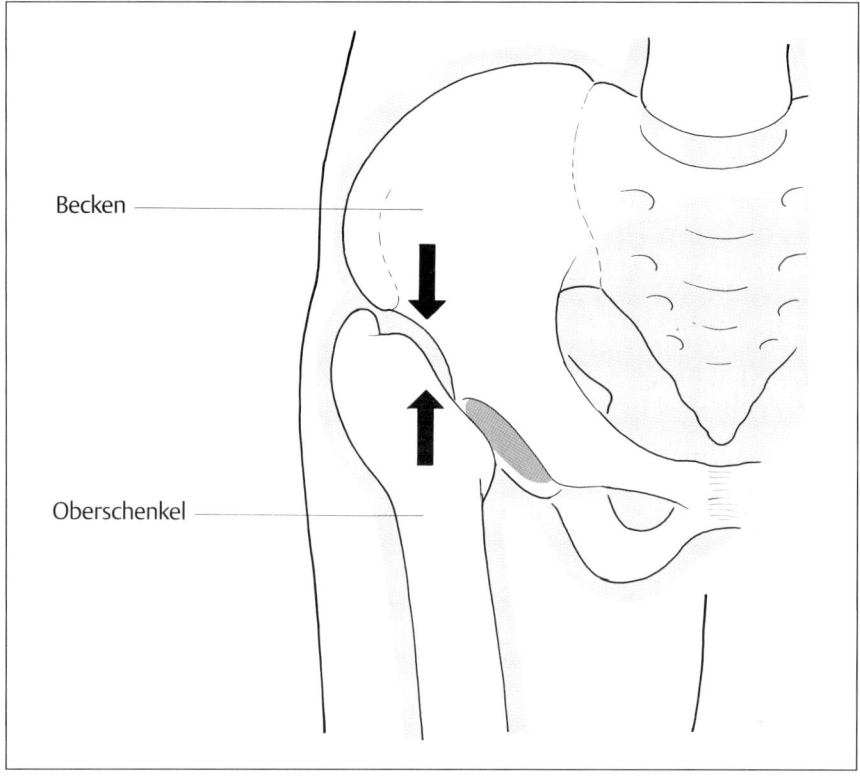

Abb. 16: »Girdlestone-Hüfte« nach Resektion (Entfernung) des Hüftkopfes

manchen Fällen auch heutzutage noch die einzig sinnvolle Alternative dar. Eine individuelle Abwägung ist unerlässlich.

Das nachträgliche Einsetzen einer Hüftgelenkstotalprothese bei einem einmal operativ versteiften Hüftgelenk ist Ausnahmefällen vorbehalten. Ein solcher Eingriff ist technisch zwar möglich, andererseits ist es aber im Verlaufe der bestehenden Hüftgelenksversteifung zu einer völligen Umordnung der umgebenden Muskulatur gekommen. Das neue Hüftgelenk kann dann nur unzureichend bewegt werden.

Girdlestone-Operation
Eine weitere, allerdings selten notwendige Operationsmethode besteht in der »ersatzlosen« Entfernung des Hüftkopfes zusammen mit Teilen des

Schenkelhalses. Hierbei handelt es sich um die so genannte *Girdlestone-Operation*. Nach Entfernen des kranken Hüftkopfes bildet sich zwischen dem Rest des Oberschenkelhalses und der Beckenschaufel eine Art Ersatzgelenk mit einer Narbenplatte aus. Bewegungen in diesem Bereich sind durchaus möglich. Das operierte Bein wird allerdings stets um mehrere Zentimeter kürzer; die Patienten können aber trotz einer fehlenden Gelenkführung mit entsprechendem Beinlängenausgleich – manchmal kombiniert mit einer stützenden Beinschiene – recht ordentlich gehen. Zu dieser Operation wird allerdings nur in Ausnahmefällen gegriffen werden, beispielsweise wenn eine schwere eitrige Entzündung des kranken Hüftgelenkes vorliegt, welche andere Operationsverfahren unmöglich macht (Abb. 16). Auch bei chronischen Eiterungen nach Einbau eines neuen Hüftgelenkes ist die Girdlestone-Hüfte manchmal der einzige Ausweg (s. u. Lockerung der neuen Hüfte).

Das künstliche (»neue«) Hüftgelenk

Die Geschichte der künstlichen Hüftgelenke geht bis in das Jahr 1890 zurück. In der Mitte der fünfziger Jahre des 20. Jahrhunderts wurde v. a. durch die Arbeiten des englischen Orthopäden J. CHARNLEY die breite Verwendung des künstlichen Gelenkersatzes überhaupt möglich. Die ersten Anstrengungen konzentrierten sich alle auf das Hüftgelenk. Bei »Endoprothesen« handelt es sich um Implantate, welche dauerhaft im Körper verbleiben. Heutzutage stehen auch Endoprothesen für andere Gelenke zur Verfügung (Kniegelenk, Schultergelenk, seltener auch Sprunggelenks-, Ellenbogengelenks- und Fingergelenksprothesen). Selbst in der Tiermedizin hat das künstliche Hüftgelenk bereits seinen Einzug gehalten (Hunde und Katzen)! In Deutschland werden pro Jahr etwa 150 000 neue Hüftgelenke implantiert.

Das Grundprinzip der Hüftgelenksprothese besteht in einer künstlichen Hüftgelenkspfanne und einem Prothesenschaft mit künstlichem Hüftkopf. Dieses Konzept wurde bei den meisten bis heute entwickelten Prothesentypen beibehalten (Abb. 17).

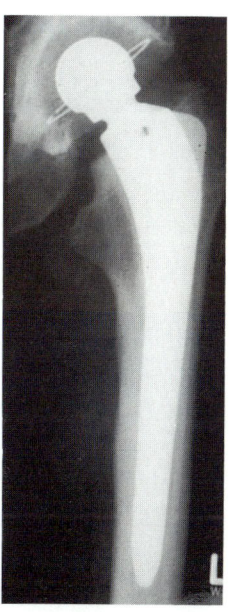

Abb. 17: Mit Knochenzement (Pfanne und Schaft) implantierte Hüftprothese (BICONTACT, Aesculap AG)

Das künstliche (»neue«) Hüftgelenk

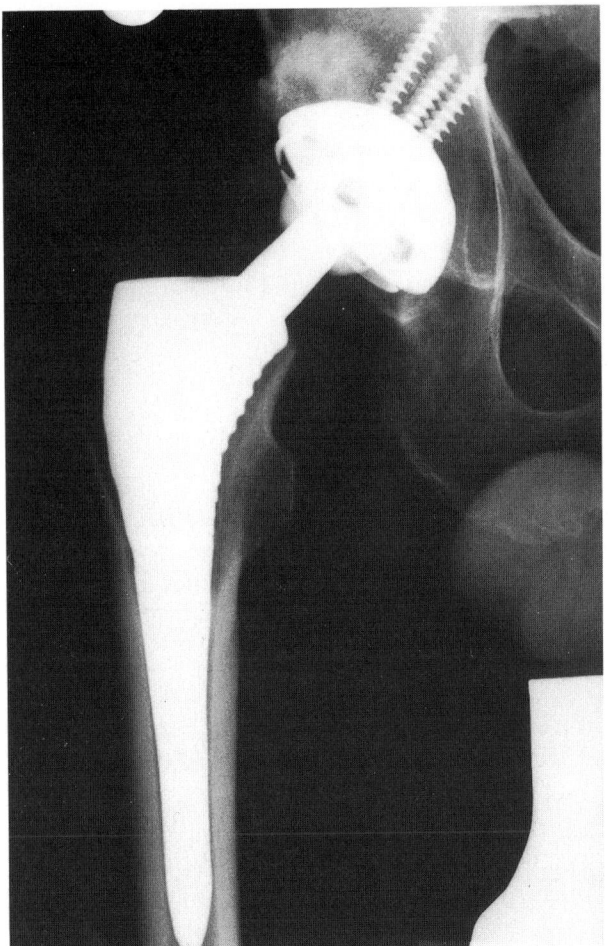

Abb. 18: »Individualprothese« nach Aldinger

Prothesenmodelle
Wird die Hüftpfanne nicht ersetzt (z. B. bei sehr betagten Patienten mit Schenkelhalsbrüchen) spricht man von einer *Teil- oder Kopfprothese*. Beim kompletten Hüftgelenkersatz (Pfanne und Schaft) hat sich die Bezeichnung *Hüftgelenkstotalendoprothese* durchgesetzt.

Als *Standard* in der Hüftendoprothetik wurde und wird auch heute noch eine Pfanne aus abriebarmem Polyäthylen kombiniert mit der Kopf/Schaftprothese aus Edelstahllegierungen eingesetzt.

Zusätzlich wurden aus technischen Gründen *(»Haltbarkeit«)* zahlreiche unterschiedliche Hüftgelenksimplantate entwickelt, wobei hier stellvertretend nur die *Keramikprothese* zu erwähnen ist. Bei diesem Modell bestehen die *Gleitpaarungen* (neuer Hüftkopf und Hüftpfanne) aus abriebarmer Keramik. Auch Metall/Metall-Paarungen von Kopf und Pfanne werden implantiert. Für die unterschiedlichen Knochendicken und -strukturen der Patienten stehen inzwischen bei fast jedem Hersteller zahlreiche Implantatmodelle und Größen als modulares System (»Baukasten«) zur Verfügung.

Es wurden verschiedene Wege beschritten, durch die Prothesenform sowie zahlreiche Größenabstufungen den individuellen Gegebenheiten des Knochens gerecht zu werden: bis hin zur sog. *Individualprothese* (Abb. 18), die für jeden einzelnen Patienten individuell nach einer vor der Operation durchgeführten Computersimulation angefertigt wird.

Die *Druckscheibenprothese* belässt weitgehend die Länge des Schenkelhalses für die Implantat-Verankerung (Abb. 19).

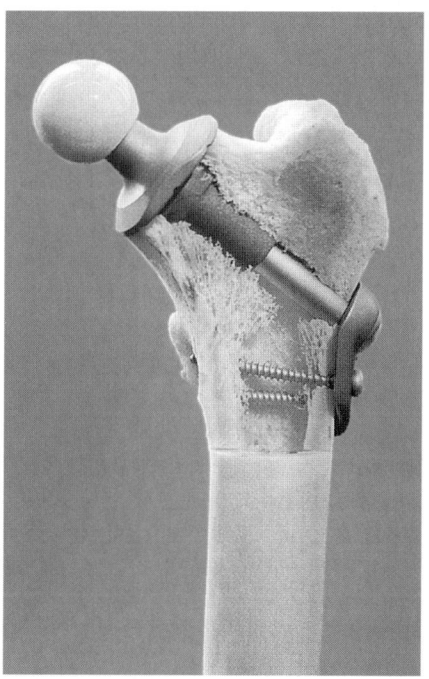

Abb. 19: So genannte Druckscheiben-Prothese

■ Das künstliche (»neue«) Hüftgelenk

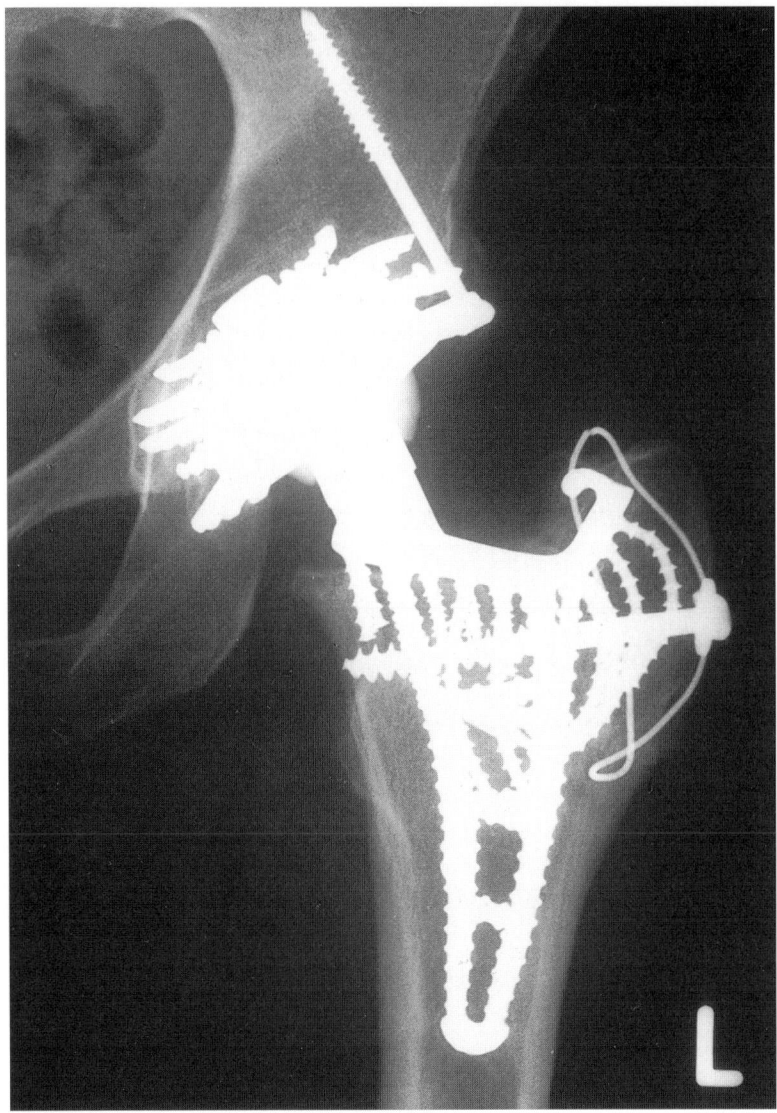

Abb. 20: Sog. trabekuläre Hüfttotalendoprothese in zementloser Implantationstechnik

Die sog. *trabekulär orientierte Prothese* ist in Anlehnung an die Knochenbälkchenstruktur des ursprünglichen Hüftgelenkes konzipiert. Der Knochen wächst während des Heilungsverlaufes in die Metallstrukturen der Prothese ein (Abb. 20).

Das künstliche (»neue«) Hüftgelenk

Ein anderer Weg wurde beschritten, indem man nicht den Oberschenkelhals samt Hüftkopf vollständig entfernte, sondern den verschlissenen Oberschenkelkopf abrundete und mit einer Edelstahlkappe bedeckte, die ihr Widerlager in einer neuen Hüftgelenkspfanne fand. Diese *Schalenprothesen* haben die in sie gesetzten Erwartungen leider nicht erfüllen können und sind fast vollständig verschwunden. Allerdings sind auch hier ganz aktuell Neuentwicklungen in der Erprobung.

Die Forschung auf dem Gebiet der Hüftendoprothetik ist außerordentlich aktiv, aber zwangsläufig nicht auch wirklich innovativ, so dass wir hier nur einige besondere Beispiele hervorheben konnten.

Während früher fast ausschließlich *zementierte* Hüftprothesen eingesetzt wurden, geht heute eindeutig die Tendenz zur sog. *zementlosen* Hüfte, was nicht bedeutet, dass die zementierte Hüftprothese »aus der Mode« ist. Eine individuelle Entscheidung des operierenden Arztes (natürlich unter Einbeziehung des Patienten!) ist immer erforderlich, wobei Vor- und Nachteile der verschiedenen Modelle genau abzuwägen sind.

In der Presse erscheinen häufig Meldungen über neue Prothesenentwicklungen, welche jedoch von ärztlicher Seite mit großen Vorbehalten betrachtet werden müssen. Auch die Entwickler und Hersteller von Hüftgelenksendoprothesen wissen nicht, wie ihr Modell in 20 Jahren aussehen wird und v. a. wie es vom Patienten vertragen wird. Allein im deutschsprachigen Bereich existieren z. Zt. über 150 verschiedene Hüftprothesenmodelle! Vielfältige Kombinationen sind möglich, so dass die Vielfalt kaum noch übersehbar ist (Abb. 21).

Welches Implantat?

Welches ist nun das beste Implantat für den Patienten? Die Antwort ist einfach und schwierig zugleich: Die beste Hüftgelenksprothese ist immer noch diejenige, mit welcher der Operateur bisher seine guten langjährigen Erfahrungen gemacht hat und deren Implantationstechnik ihm vertraut ist! Auf zahlreichen Fachkongressen werden die Vor- und Nachteile der unterschiedlichen Prothesentypen bereits seit vielen Jahren immer wieder neu und lebhaft diskutiert. Die Ergebnisse dieser wichtigen Debatten führen dann nicht selten zu Änderungen im Prothesendesign sowie der Operationstechnik. Diese Umstellungen machen aber den Vergleich der verschiedenen Modelle außerordentlich schwierig.

Das künstliche (»neue«) Hüftgelenk

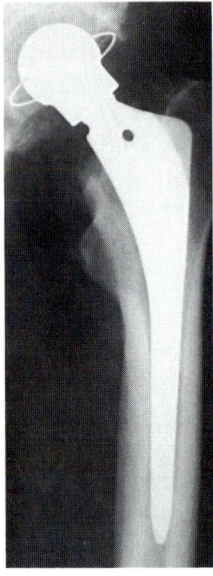

Abb. 21: Zementierte Hüftprothesenpfanne

Das Vertrauen des Patienten zu seinem behandelnden Arzt und Operateur steht an erster Stelle. Reißerisch aufgemachten Veröffentlichungen in Presse und Fernsehen sollten zunächst einmal von Patient und Arzt gesunde Skepsis entgegengebracht werden. Erst durch entsprechend durchgeführte exakte und regelmäßige Kontrolluntersuchungen können verwertbare Langzeitergebnisse ermittelt werden. Daher sollte jeder Patient selbst an diesen Nachuntersuchungen interessiert sein.

In der Regel werden die Hüftprothesenimplantationen von den Krankenkassen über sog. »Fallpauschalen« den Kliniken vergütet. Diese Erstattung beinhaltet auch stets die Implantatkosten. Der Patient muss hier keine Zuzahlung o. ä. leisten.

Prothesenaufbau

Wie schon erwähnt, bestehen Hüftgelenkstotalendoprothesen aus zwei Teilen: einer Pfanne, die im Becken am Ort der ursprünglichen Hüftpfanne selbst eingesetzt wird, und einem Hüftkopf mit Prothesenstiel, welcher nach Entfernung des Hüftkopfes und eines Teils des Schenkelhalses in die Markhöhle des Oberschenkels eingeführt wird. Überstehende knöcherne Randleisten an der Hüftpfanne werden entfernt, um die Pfanne formschlüssig an das Lager im Becken einpassen zu können. Für verschiedene Knochengrößen und anatomische Variationen stehen diverse Pfannen- und Schaftmodelle zur Verfügung.

Die eigentliche Bewegung im Hüftgelenk geschieht nach Einbau der Endoprothese zwischen neuem Hüftkopf und neuer Hüftpfanne: körpereigene Strukturen (»verschlissener Knorpel reibt auf Knorpel«) werden jetzt hier nicht mehr beteiligt.

Bei den verschiedenen Prothesenmodellen besteht häufig eine unterschiedliche Form der Oberflächen, welche mit dem Knochen Kontakt haben.

Zementierte Prothese

Bei den zementierten Prothesen werden die Hüftpfanne wie auch der Prothesenschaft mit Hilfe eines schnell in ca. 5 Minuten aushärtenden Kunststoffes *(»Knochenzement«)* im Knochen verankert. Hierbei handelt es sich meist um Metacrylmethacrylat, das meist mit einem »knochengängigen« Antibiotikum als Vorbeugung zu einer bakteriellen Entzündung versetzt ist (Abb. 22).

Im Querschnitt des Oberschenkelschaftes bietet sich nun folgendes Bild: Knochen – Zement – Prothese – Zement – Knochen.

Auf diese Weise entstehen zwei *Grenzschichten*, einmal zwischen Knochen und Zement, zum anderen zwischen Zement und Prothese. Durch eine sehr genaue Technik beim Einzementieren der Prothesenanteile werden Hohlräume im Zement, die später Anlass zur Lockerung geben könnten, möglichst vermieden. Der Zement wird durch entsprechende Instrumente in noch halbflüssigem Zustand in den Knochen eingeführt bzw. eingesogen – sofort danach erfolgt das Einsetzen des Implantates in der geplanten Position.

Durch unterschiedliche Gestaltung der Prothesenschäfte wie auch der Pfannenformen wird versucht, eine möglichst große Oberfläche in die Verankerung mit einzubeziehen. Das Grenzschichtproblem in der Verbindung zwischen Implantat, Zement und Prothese ist allerdings auch heute noch immer nicht zufriedenstellend gelöst.

Während in den ersten Jahren der Verwendung künstlicher Hüftgelenke häufig Materialprobleme (vorzeitiger Abrieb der Pfanne oder des Kopfes,

■ **Das künstliche (»neue«) Hüftgelenk** ■

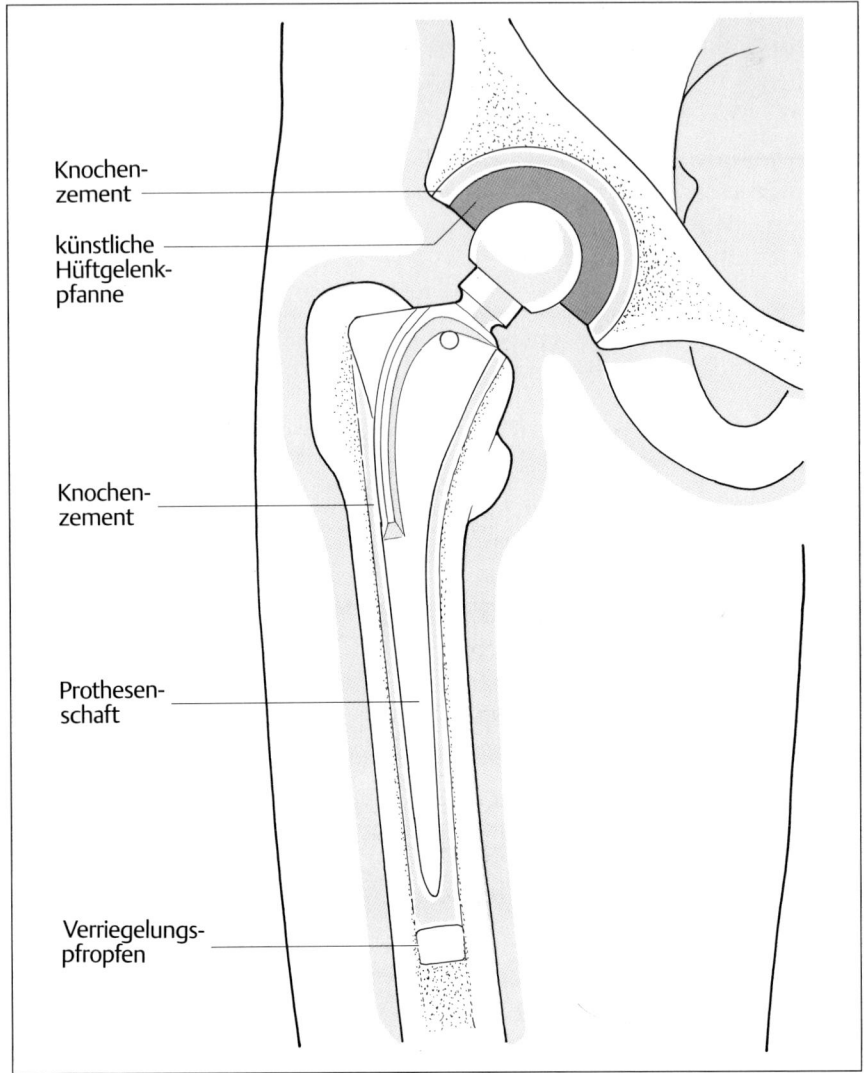

Abb. 22: Typischer Aufbau einer zementierten Hüfttotalendoprothese

Metallbrüche am Prothesenschaft) auftraten, sind diese Schwachpunkte heutzutage weitgehend beseitigt. Der *Abrieb* lässt sich durch Verwendung widerstandsfähiger Gleitpaarungen (s. o.) minimieren, allerdings auch nicht vollständig verhindern.

Die Hauptprobleme bestehen in einer nach Jahren auftretenden *Auslockerung* der Hüftgelenksprothese selbst. Der lebende Knochen hat die Tendenz, sich vom toten Knochenzement bzw. vom Implantat zu entfernen und sich an der Stelle, wo der Knochenzement an den Knochen selbst grenzt, zu verdünnen. Dennoch hat sich das Einzementieren in korrekter Technik bei vielen tausend Hüftgelenkstotalprothesen mehr als bewährt. Dieses Verfahren kann nicht als veraltet gelten und hat nach wie vor seine Bedeutung und Berechtigung. Durch einen satten Verbund zwischen Prothese, Zement und Knochen ist auch eine Art »Individualprothese« entstanden. Voraussetzung ist jedoch eine sehr genaue und subtile Zementiertechnik. Hier gab es in den letzten Jahren erhebliche Fortschritte.

Zementfreie Prothesen

Wegen der großen Probleme bei der Lockerung der zementierten Prothesen (s. u., Prothesenlockerung) ist man seit ca. 15 Jahren dazu übergegangen, die Prothese ohne zwischengeschalteten Knochenzement direkt im Knochen zu implantieren. Dieses wurde prinzipiell möglich durch eine besonders konstruierte Prothese, deren Schaft ähnlich wie ein Reibeisen gestaltet ist (Abb. 23, S. 50).

Im Folgenden soll ein typisches Design der zementlosen Prothese beschrieben werden: das obere Ende des Schaftimplantates besitzt eine spezielle Ausladung, durch die die Prothese fest im Bereich des großen Rollhügels am oberen Oberschenkelende verankert wird. Die Oberflächenstruktur dieser Prothesen kann je nach Modell aufgeraut oder durchbrochen sein. Auf diese Weise können die Knochenbälkchen bis nahe an die Prothese heranwachsen und damit für einen engen Verbund zwischen Prothese und Oberschenkelknochen sorgen (Abb. 24).

Der Prothesenschaft ist meist mit einer feinkörnigen Titanlegierung versehen oder speziell beschichtet. Auch hier gibt es inzwischen zahlreiche verschiedene Prothesenmodelle und -materialien, die sich jedoch nur in kleineren Einzelheiten unterscheiden. Die Belastungskräfte werden nun direkt in den der Prothese angrenzenden Knochen übertragen (Abb. 25).

Hüftpfannen

Die Pfannenverankerung kann auf herkömmliche Weise in der Zementtechnik erfolgen. Es gibt jedoch inzwischen auch die Möglichkeit der ze-

Das künstliche (»neue«) Hüftgelenk

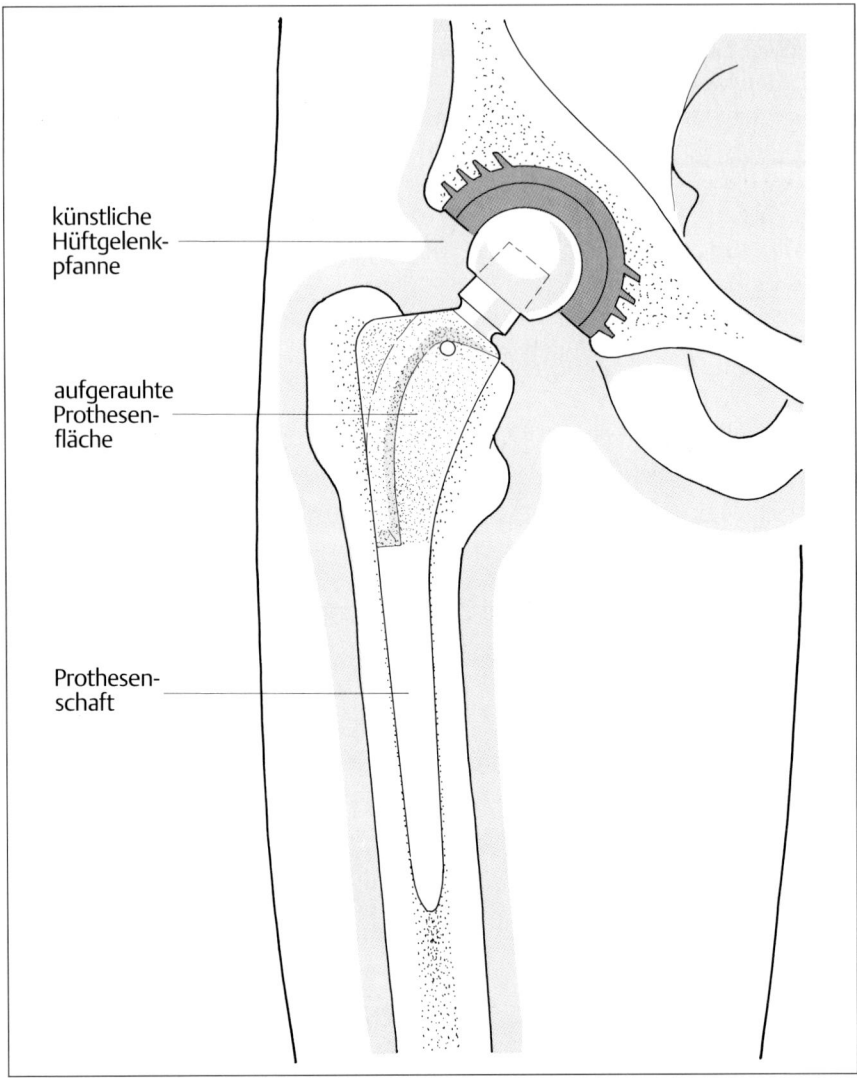

Abb. 23: Typischer Aufbau einer zementfreien Hüfttotalendoprothese

mentfreien Pfannenimplantation durch spezielle »Schraubpfannen«, die ebenfalls eine feinkörnige Beschichtung aufweisen. Diese Pfannen haben ein Außengewinde, welches mit hohem Kraftaufwand direkt in den Knochen der alten Hüftpfanne eingedreht wird. Ein Kunststoff-, Keramik-

Prothesenaufbau

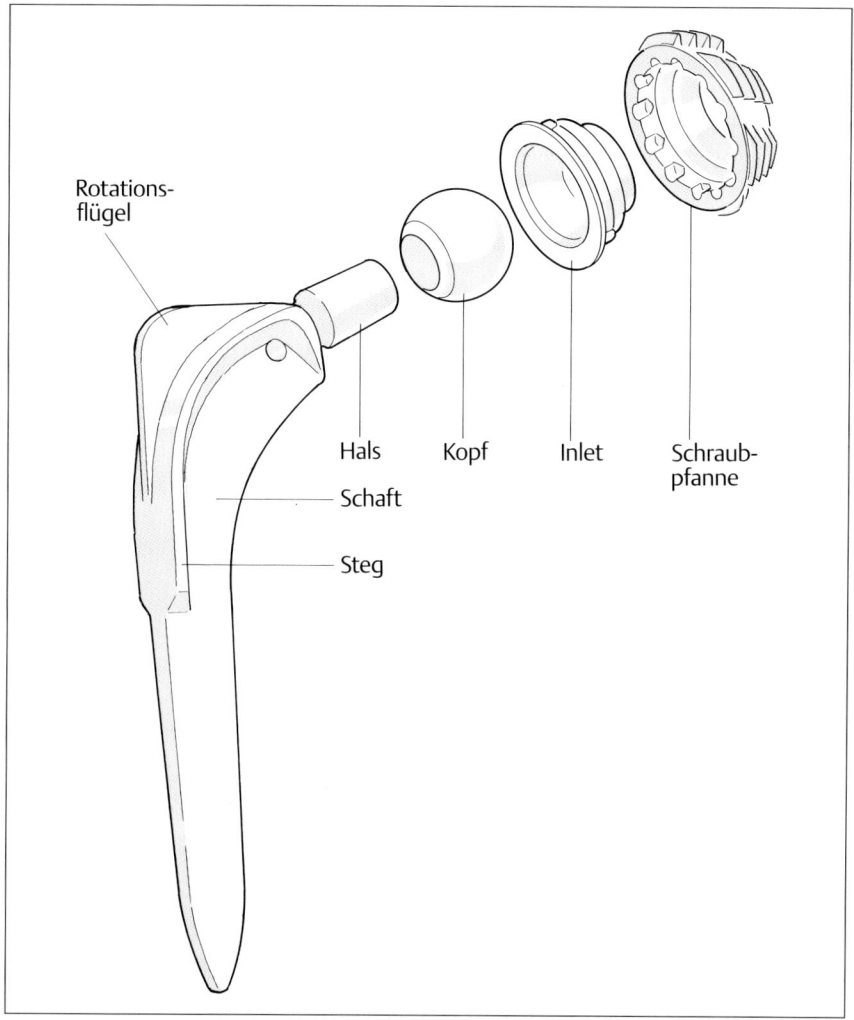

Abb. 24: Die verschiedenen Komponenten einer Hüftprothese

oder Stahleinsatz (»Inlay«) im Inneren der Pfanne nimmt den Kopf der Hüftprothese auf. Eventuelle noch vorhandene Knochendefekte werden bei Bedarf durch Eigenknochen des Patienten aus dem entfernten Hüftkopf aufgefüllt (Abb 26).

Eine weitere technische Variante der zementfrei implantierten Pfanne besteht in der sog. »Press-fit«-Verankerung im Knochen. Die feinkörnig

Das künstliche (»neue«) Hüftgelenk

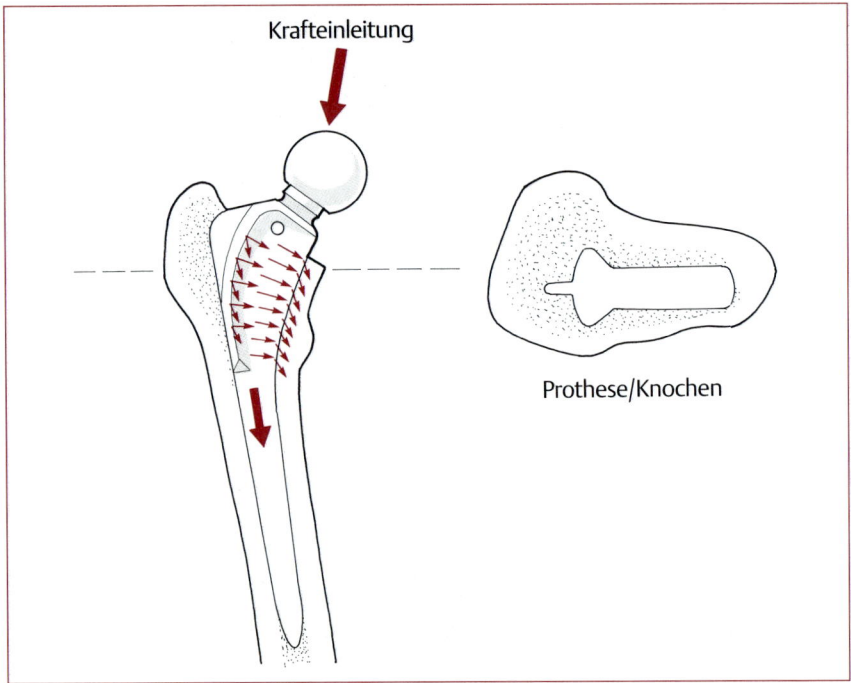

Abb. 25: Kraftfluss Prothese/Knochen

beschichtete Pfannenprothese wird direkt in die ausgefräste und entknorpelte Hüftpfanne eingesetzt und findet sofort satten Halt.

Die Kombination einer zementierten Pfanne mit zementlosem Schaft (oder umgekehrt) kann gelegentlich aus technischen Gründen erforderlich sein. Man spricht hier dann von sog. *Hybridprothesen* (Abb. 27).

Bei anatomisch besonders ungünstig gestalteten Hüftpfannen ist mitunter ein sog. *Pfannenaufbau* erforderlich, um die Pfanne der Prothese biomechanisch besser verankern zu können. Hier bedient man sich spezieller Stützringe oder -schalen, die mit Knochenschrauben am Becken fixiert werden. Zuvor wird noch in den meisten dieser Fälle eine Knochenverpflanzung notwendig werden, um dem Stützring eine bessere Auflage und eine günstigere Einbettung im Becken zu verschaffen. In diese Stützschale wird dann die eigentliche Prothesenpfanne einzementiert. Dieses sind sehr wichtige aber auch recht aufwendige Maßnahmen, die auch manchmal bei der Erstimplantation einer Prothese erforderlich werden.

Prothesenaufbau

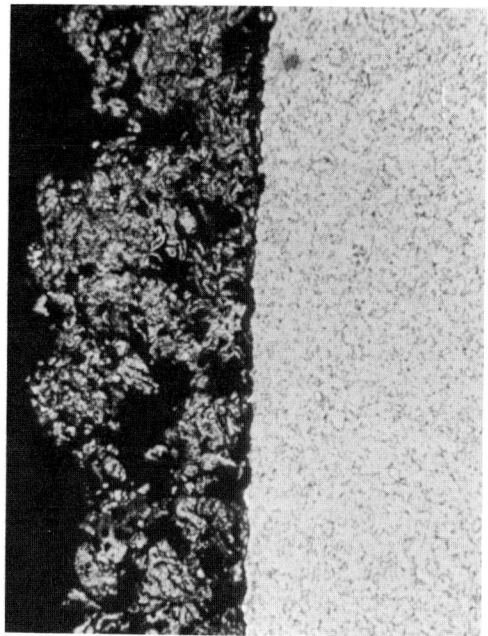

Abb. 26: Vergrößerungsaufnahme der Grenzschicht zwischen zementfreier Prothese mit aufgerautem Schaft (dunkel) und Knochen (hell). Beachte die Verzahnung der Prothese im Knochen

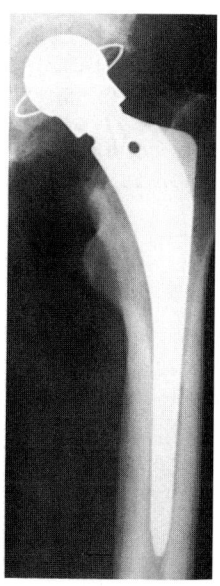

Abb. 27: Zementierte Pfanne, zementfreier Schaft (»Hybridprothese«)

Vorwiegend werden diese sog. *Pfannenaufbauplastiken* jedoch bei Prothesenwechsel-Operationen mit großen Knochendefekten durchgeführt und haben sich hier inzwischen mehr als bewährt.

In besonderen Fällen (z. B. bei sehr betagten Patienten mit Schenkelhalsbrüchen) verzichtet man auf den Einbau der Hüftpfanne, um die OP-Zeit zu verkürzen. Es wird hierbei nur der Prothesenschaft mit Hals und Kopf implantiert *(Kopfprothese)*. Der Prothesenkopf bewegt sich dann auf dem Knorpel der normalen Hüftpfanne. Die sog. *Duo-Kopf-Prothesen* beruhen auf einem ähnlichen Prinzip.

Langfristig kann diese Technik jedoch nachteilig für den Patienten sein, da nach einigen Jahren ein vermehrter Knorpel- und Knochenabrieb am Pfannenboden auftreten kann.

Prothesenschäfte

Ähnlich wie bei den Pfannenprothesen gibt es zahlreiche Modelle bei den Schäften. Bei den zementierten Modellen liegt meist eine glatte, manchmal sogar polierte Oberfläche vor, um Hohlräume zwischen Implantat und Zement zu vermeiden. Manche Schaftprothesen weisen einen Kragen auf, der sich am Rest des entfernten Oberschenkelhalses abstützt. Die Oberfläche der zementfrei verwandten Modelle ist stets aufgeraut und gelegentlich mit speziellen gewebefreundlichen *Titanbeschichtungen* versehen. Ansonsten ist das Design meist auf die Architektur des Knochens, der ja nicht ein nur einfaches glattes Rohr darstellt, abgestimmt. Die Vielfalt der Modelle ist immens (s. o.).

Abwägung zementiert – zementfrei

Die zementfreien Hüftgelenksprothesen scheinen eine längere »Standzeit« zu besitzen, so dass diese Modelle heute in zunehmender Zahl implantiert werden. Eine abschließende Beurteilung ist wegen der immer noch recht kurzen Beobachtungszeit dieser Methode jedoch noch nicht möglich. Der sog. »Standard« ist vielerorts noch immer die zementierte Hüfte, über die exakte Langzeitergebnisse mit mehr als 20 Jahren Standzeit (z. B. ermittelt an tausenden Patienten in Schweden) vorliegen. In Deutschland ist leider ein komplettes »Prothesenregister«, in welchem alle Patienten mit neuen Hüftgelenken erfasst werden können, nicht etabliert. Es werden hier aber von verschiedenen Stellen und Institutionen erhebliche Anstrengungen unternommen.

Dennoch scheint es durch die zementfreie Prothese möglich zu sein, auch jüngeren Menschen mit schweren Arthrosen des Hüftgelenkes nachhaltig helfen zu können, wenn die anderen Verfahren (konservative Behandlung, Umstellungsoperationen) zu keiner wesentlichen Beschwerdelinderung geführt haben.

Bei der vorzeitigen Lockerung einer zementfrei implantierten Prothese sind die technischen Probleme bei der Wechseloperation meist nicht so groß wie bei zementierten Hüften. Dies ist ein nicht zu unterschätzender Vorteil.

Ein Bein mit zementierter Prothese kann rasch voll belastet werden. Demgegenüber dürfen Patienten mit zementfreien neuen Hüftgelenken etwa 2–3 Monate die operierte Hüfte nur teilbelasten. Dieses stellt sicher einen Nachteil für sehr betagte Kranke dar – hier gibt man dann der zementierten Prothese den Vorzug.

Generell kann gesagt werden, dass die zementfreien und zementierten Prothesen nicht konkurrieren. Die zementfreie Version eignet sich aber

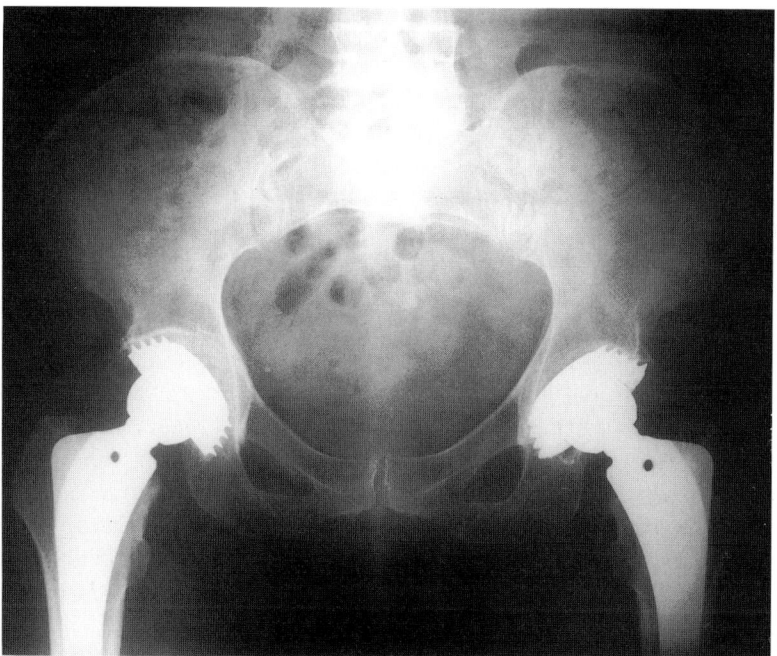

Abb. 28: Beidseitige Implantation zementloser Hüfttotalprothesen

mehr für jüngere Patienten. Eine *starre Altersgrenze* zu ziehen, scheint nicht sinnvoll zu sein. Während früher kaum einmal ein Patient unter 65 Jahren eine Hüftprothese erhielt, ist man heute sehr viel flexibler geworden. Hier sei nur an den Begriff des *»biologischen Alters«* erinnert. Die Ansprüche der Menschen an ihre Lebensqualität haben sich auch nachhaltig geändert. Eine strenge und individuelle Anzeigestellung ist jedoch immer wichtig (Abb. 28). Allzu häufig macht es sich der beratende Arzt zu leicht und empfiehlt in zu frühen Jahren eine Prothesenoperation, wenngleich die Beschwerden des Kranken auch noch durch andere Maßnahmen gelindert werden könnten.

Die Operation

Hüftprothesenimplantationen werden in einem hochsterilen Operationssaal mit Klimaanlage durchgeführt. Ob eine Vollnarkose oder eine sog. Leitungsanästhesie (vorübergehende Betäubung der unteren Körperhälfte) vorgenommen wird, ist eine Einzelfallentscheidung des Narkosearztes, der den Patienten vor der Operation genau untersuchen und beraten wird. Zum Operationsteam gehören 3 bis 4 operierende Ärzte, 2 OP-Schwestern oder – Pfleger, ein Narkosearzt (Anästhesist) und ein Narkosepfleger. Ob das Personal weiblich oder männlich ist, spielt keine Rolle für den Operationserfolg…

Welcher Hautschnitt (es gibt mehrere sog. Standardzugänge am Hüftgelenk) gewählt wird, bleibt der jeweiligen Erfahrung des Operateurs überlassen (Abb. 29).

Nach dem Wegschieben der Muskeln wird der erkrankte Hüftkopf nach Durchtrennung des Oberschenkelhalses herausgenommen (Abb. 30/31).

Der entfernte Knochen kann in kleine Chips zerlegt werden, die bei Bedarf in den Pfannenboden oder den Oberschenkelschaft eingestössel werden (v. a. bei der zementlosen Technik).

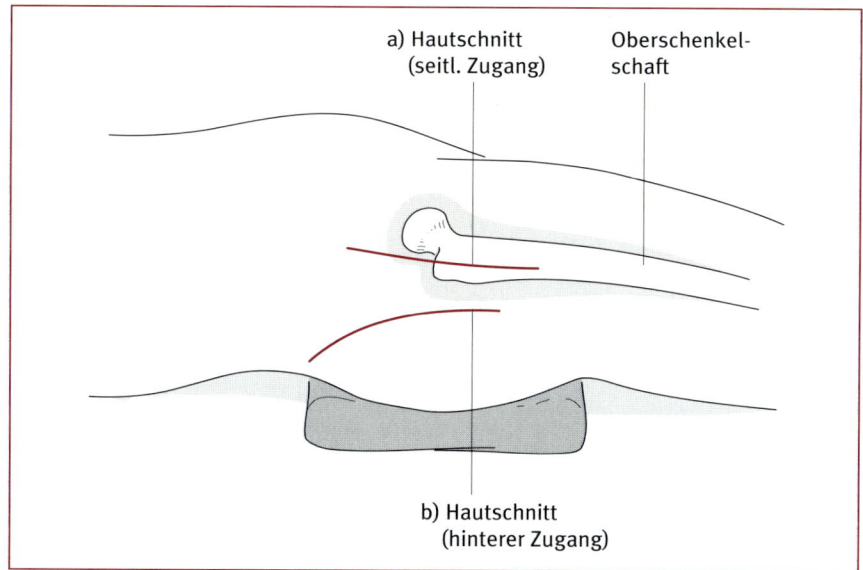

Abb. 29: Mögliche Zugänge zum Hüftgelenk

■ Die Operation

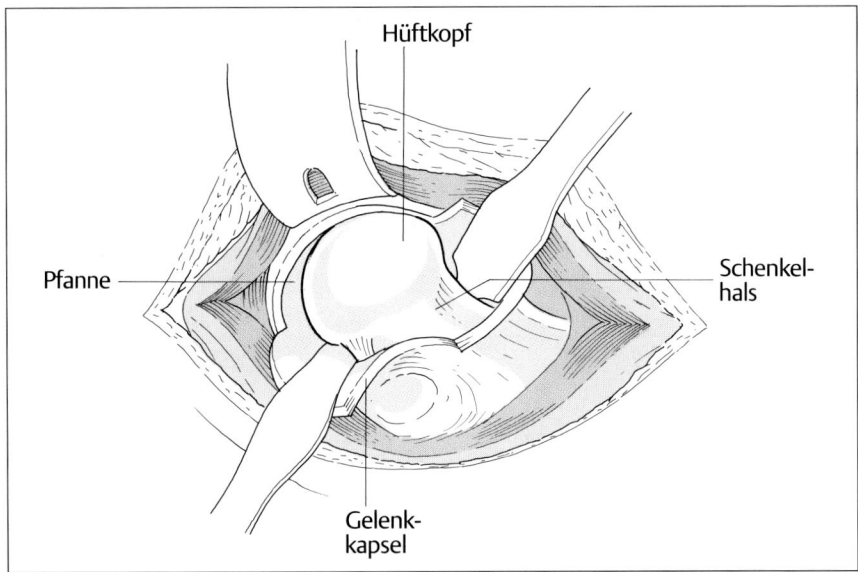

Abb. 30: Darstellung des Hüftkopfes und Schenkelhalses vor Knochendurchtrennung

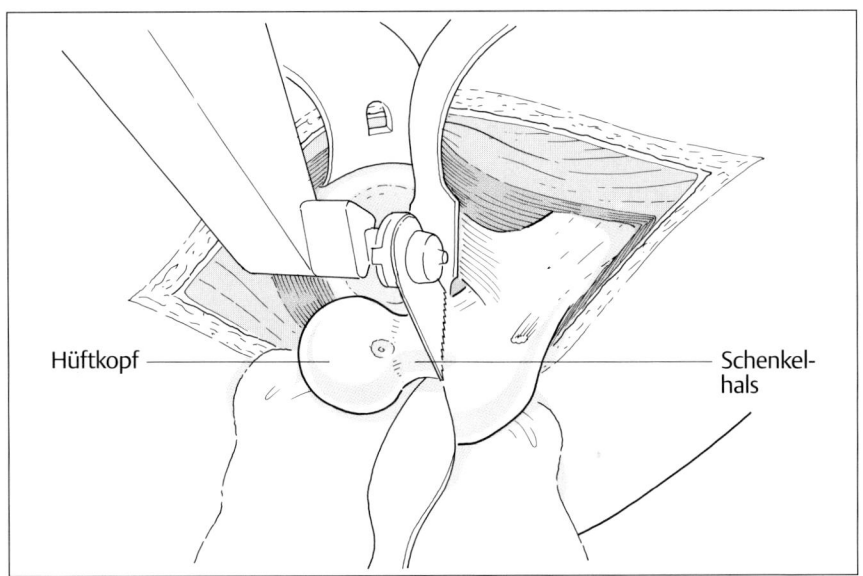

Abb. 31: Durchtrennung des Oberschenkelhalses

Die Operation

Die oft verhärtete Gelenkkapsel wird weitgehend entfernt. Sie ist mitursächlich für vor der Operation bestehende Schmerzen, Kontrakturen und Fehlstellungen am Hüftgelenk (Abb. 32).

Die Hüftpfanne wird gesäubert und vollständig vom verschlissenen Knorpel befreit (Abb. 33, 34).

Unebenheiten werden geglättet oder mit Eigenknochen aus dem entfernten Hüftkopf aufgefüllt. Das Prinzip ist, *so viel Knochen wie möglich zu erhalten* und nicht unnötig Knochensubstanz zu opfern. In der Zementtechnik werden noch Verankerungslöcher im Pfannenboden angelegt, um eine möglichst gute Verzahnung zwischen Zement und Knochen zu erzielen.

Größe und Form der definitiven Implantate werden vom Operateur vor dem Eingriff anhand der Röntgenbilder im Rahmen einer genauen Planung ausgewählt. Das gesamte Sortiment muss bei der Operation zur Verfügung stehen.

Nach diesen Operationsschritten wird jetzt die Pfannenprothese eingesetzt. Bei der zementierten Technik wird zunächst der nach einigen Minuten fest werdende Knochenzement im noch gut formbaren Zustand

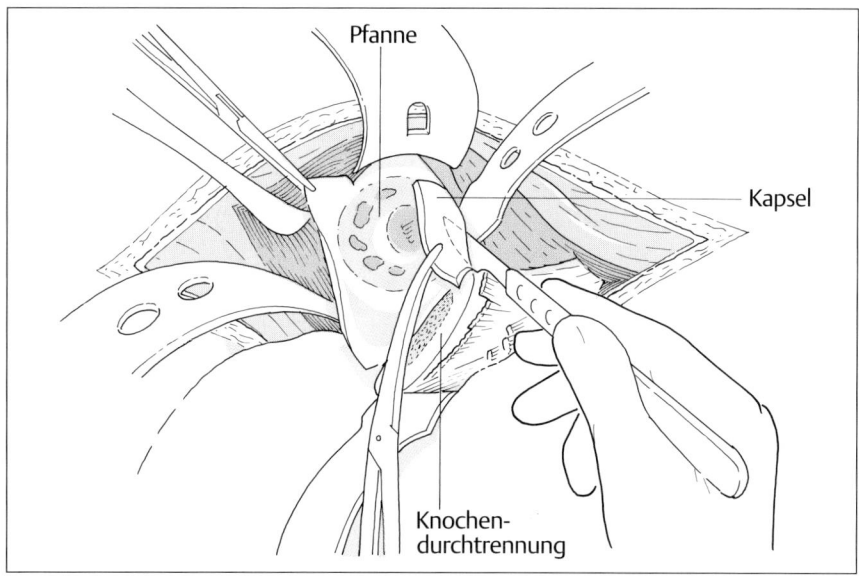

Abb. 32: Entfernen von Kapselanteilen

Die Operation

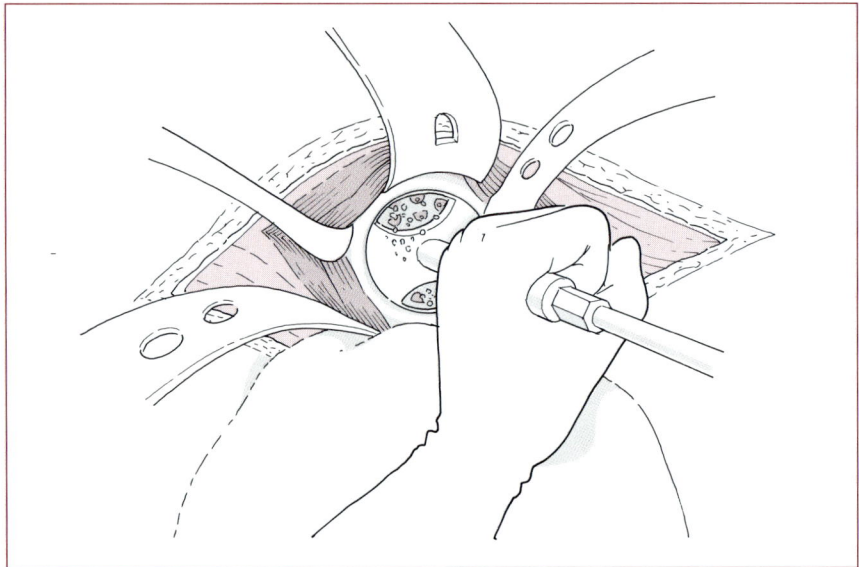

Abb. 33: Auffräsen des Pfannenbodens (1. Schritt)

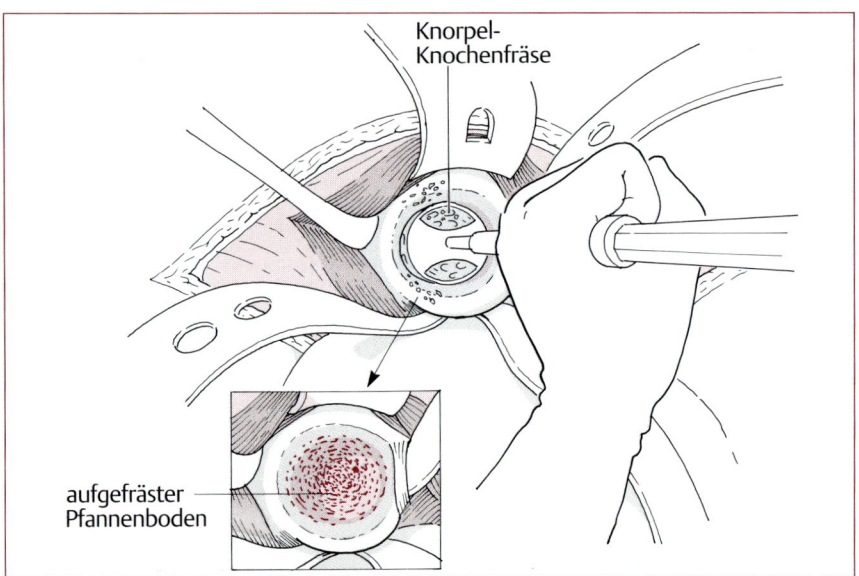

Abb. 34: Auffräsen des Pfannenbodens (2. Schritt; der Knorpel ist vollständig entfernt)

eingebracht; es folgt dann die Implantation der neuen Pfanne (bestehend aus abriebarmem Polyäthylen), so dass eine feste Verbindung Knochen – Zement – Prothese hergestellt wird (Abb. 35).

In zementfreier Technik wird z.B. die sog. Schraubpfanne mit entsprechenden Instrumenten satt in den Knochen eingedreht. Evtl. noch vorhandene Defekte am Pfannenboden werden mit kleinen Knochenchips aus dem Hüftkopf aufgefüllt. Ziel ist auch hier ein möglichst formschlüssiger Kontakt zwischen Implantat und Knochen (Abb 36). Die Schraubpfanne nimmt dann als Innenpfanne ein Inlay (Einsatz aus Polyäthylen, Keramik oder Stahl) auf, welches den Kontakt zum Prothesenkopf herstellt (Abb 37).

Die zementfreie »Press-Fit«-Pfanne wird direkt in den entknorpelten Pfannenboden eingeschlagen und verankert sich mit ihrer feinkörnigen Beschichtung sofort stabil im Knochen (Abb. 38). Die Haltekräfte sind erstaunlich hoch. Auch bei diesen Modellen setzt man dann wie bei der Schraubpfanne ein Inlay ein.

Die korrekte Winkelstellung der Implantate ist von größter Bedeutung für die »Haltbarkeit« der Prothese. Um technische Ungenauigkeiten auszugleichen, werden seit kurzem sog. computergestützte Navigationshilfen benutzt, die nach entsprechender Vorplanung dem Operateur beim Eingriff selbst die korrekte Pfannenposition anzeigen. Diese zur Zeit

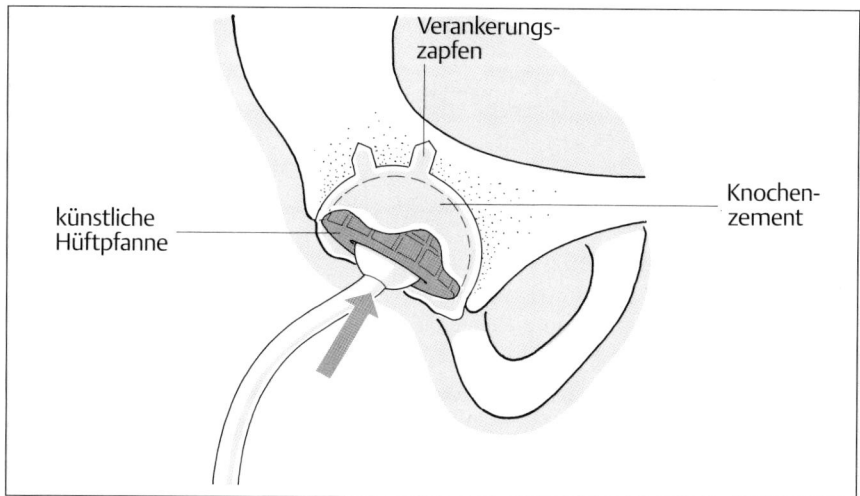

Abb. 35: Pfannenverankerung mit Zement

Die Operation

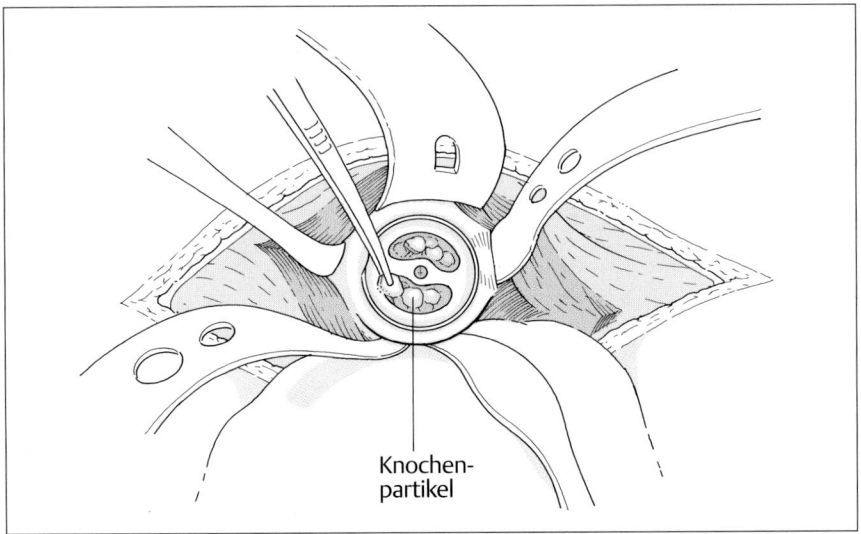

Abb. 36: Einfüllen kleiner Knochenchips in den Pfannenboden

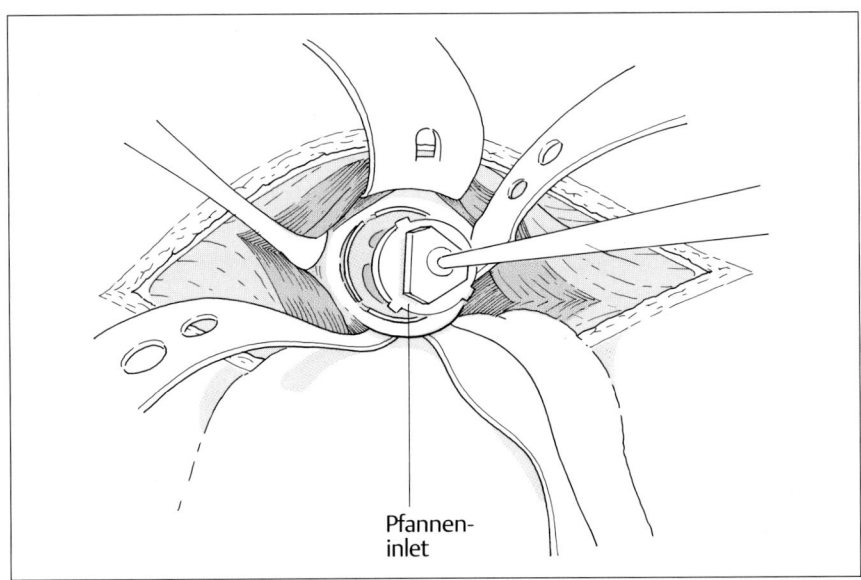

Abb. 37: Einsetzen des Inlet in die eingeschraubte Pfanne

Die Operation

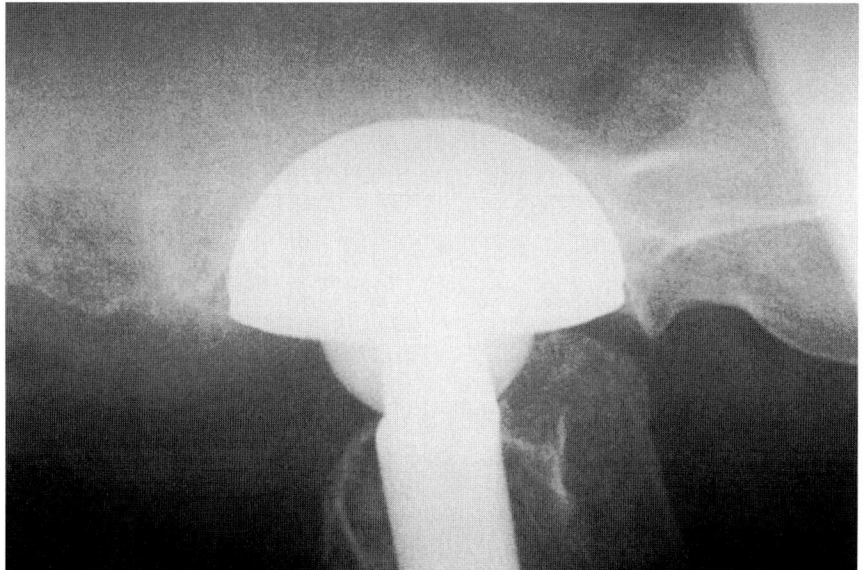

Abb. 38: Zementfrei implantierte »Press Fit«-Pfanne

noch in der Entwicklung befindlichen Methoden werden in Zukunft sicher Standard werden. Es sind gewiss noch zahlreiche Innovationen auf diesem Gebiet zu erwarten.

Mit sog. Knochenraspeln in aufsteigender Größe bereitet man die Markhöhle des Oberschenkels für die Aufnahme des Prothesenschaftanteils vor.

Diese Raspeln formen gewissermaßen einen passgerechten Abdruck im Inneren des Oberschenkelknochens entsprechend der äußeren Form der Schaftprothese. Hierbei kommt es gleichzeitig zu einer sehr erwünschten Verdichtung des an dieser Stelle recht weichen Knochens, so dass die Prothese einen festen Kontakt bekommt (Abb. 39). Die Raspeln stehen in verschiedenen Größen zur Verfügung und werden in aufsteigenden Schritten eingeschlagen, bis sie einen guten Kontakt zur Knochenwand haben. Das Ziel besteht in einem möglichst geringen Verlust der Knochensubstanz.

Die exakte Vorbereitung des Schaftlagers ist außerordentlich wichtig für die langfristige Standzeit der Prothese. In den letzten Jahren wurden

■ Die Operation ■

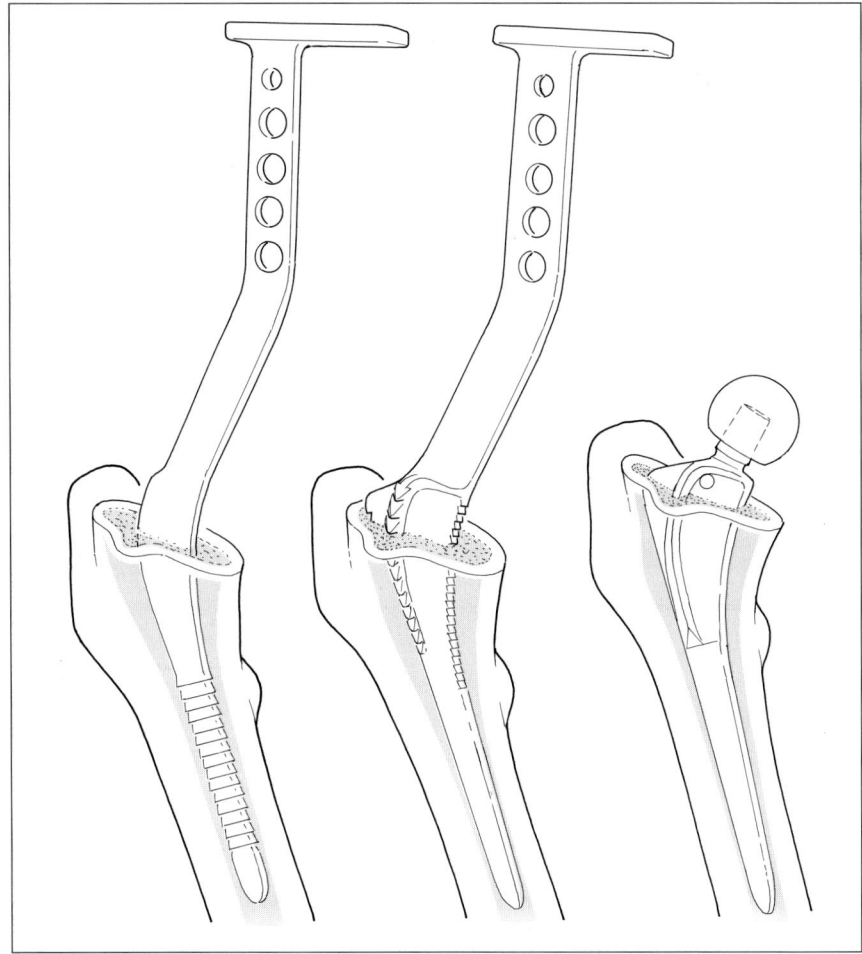

Abb. 39: Vorbereitung des Prothesenlagers

Operationsroboter entwickelt, die millimetergenau den Knochen bearbeiten, bis die Prothese eingesetzt werden kann. Durch diese Technik, die auch am Computer individuell vorgeplant wird, kommt es zu einer hohen Genauigkeit der Schaftbearbeitung. Mancherorts hat sich dieses Verfahren bewährt. Es ist jedoch aus vielerlei operationstechnischen Gründen derzeit in der Fachwelt nicht unumstritten, stellt jedoch zweifellos eine technisch anspruchsvolle (und allerdings auch teure!) Innovation dar.

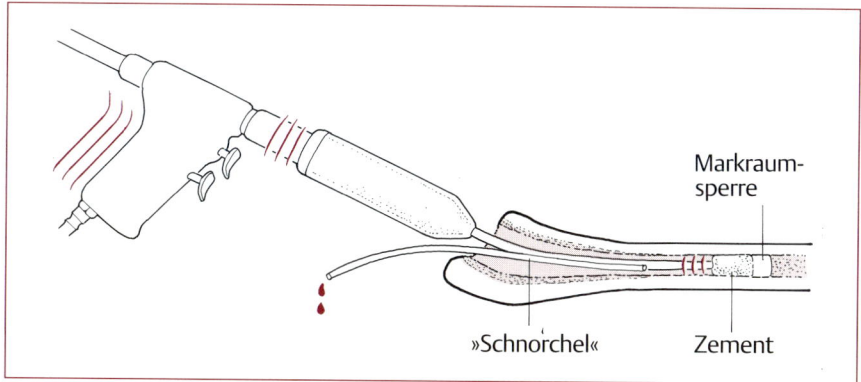

Abb. 40: Auffüllen der Markhöhle mit Knochenzement

Bei der zementierten Version der Hüftprothese folgt nun die Auffüllung des Oberschenkelschaftes mit Knochenzement. Damit dieser nicht zu weit nach unten absinkt, wird die Markhöhle etwas unterhalb der Prothesenspitze mit einem kleinen Verriegelungspfropfen aus Kunststoff oder Knochen versiegelt (Abb. 40).

Der entsprechend der Raspeldicke gewählte Prothesenschaft wird dann in den Oberschenkelmarkraum eingeführt. Bei der zementlosen Implantationstechnik werden noch kleine Knochenstückchen bei Bedarf zwischen Prothese und Schaftknochen eingebolzt, um einen guten Prothesensitz und damit eine harmonische Kraftübertragung vom Knochen zur Prothese zu gewährleisten (Abb. 41).

Die Hüftköpfe aus Edelstahl oder Keramik werden bei modularen Systemen mit unterschiedlich langen Hälsen (analog dem ursprünglichen Schenkelhals) geliefert, die dann auf den Prothesenschaft aufgesteckt werden. Nach diesen Schritten erfolgt dann die »Einrenkung« des Gesamtgelenkes: d. h. die Verbindung zwischen neuer Pfanne und Schaft wird über den neuen Hüftkopf hergestellt. Sitzt die Prothese locker und zeigt die Tendenz zur Ausrenkung, muss ein längerer Hals gewählt werden. Dies ist oft auch abhängig vom Muskelspannungszustand des Patienten und nur gering vom Operateur beeinflussbar. Aus diesem Phänomen resultiert die trotz exakter Vorplanung gelegentlich auftretende und dann nicht vermeidbare Beinlängendiskrepanz nach der Operation.

Nach dem Wundverschluss wird auftretendes Wundsekret durch mehrere Drainageschläuche für 2 bis 3 Tage abgeleitet (Abb. 42).

Die Operation

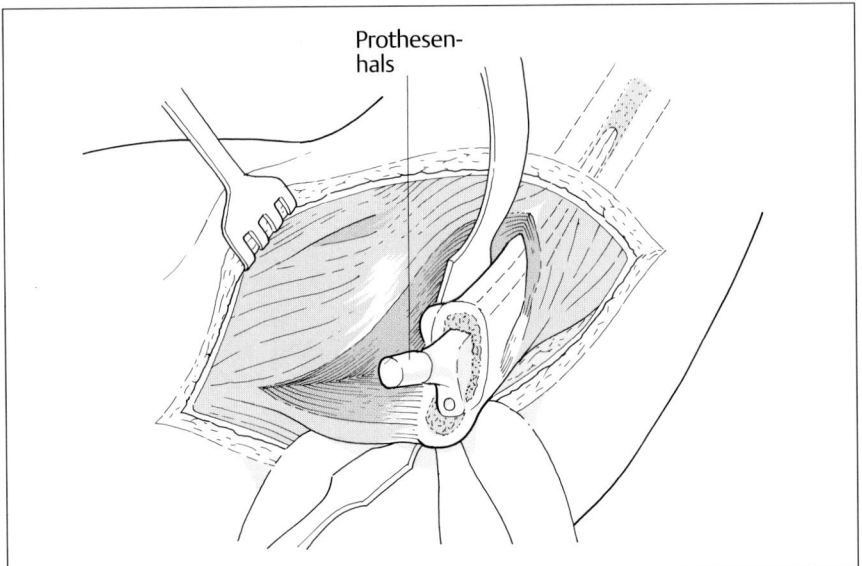

Abb. 41: Einsetzen der Schaftprothese

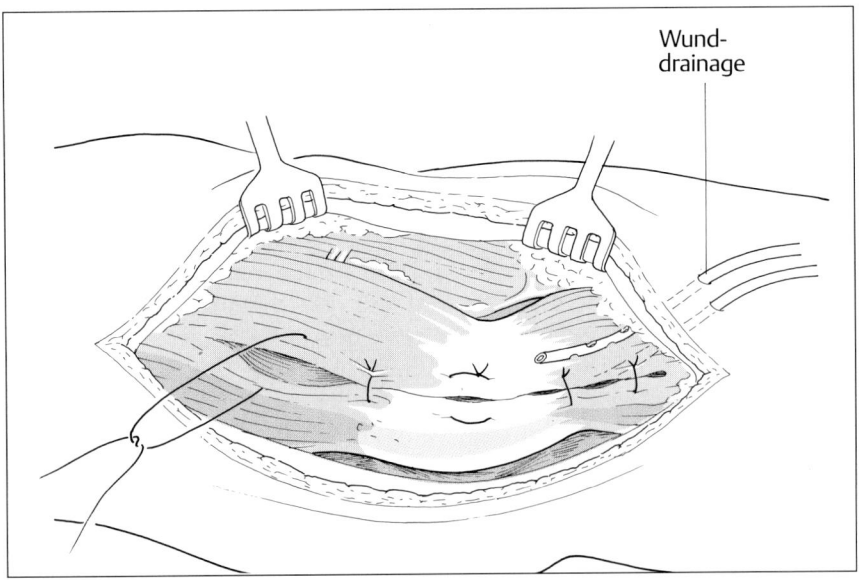

Abb. 42: Wundverschluss über Saugdrainage

Manche Operateure legen bei dem Patienten direkt nach der Operation für einige Tage noch einen Unterschenkelliege-Gipsverband mit einer Querlatte an, der das unerwünschte Außendrehen des operierten Beines im Hüftgelenk verhindert. Der neue Hüftkopf kann nämlich unter Umständen auch noch einige Tage nach dem Eingriff durch abrupte Außendrehbewegungen aus der Pfanne herausspringen.

Blutverlust

Der durchschnittliche Blutverlust bei einer Hüftprothesenimplantation beträgt zwischen 5oo und 1000 ml. Diese nicht unerhebliche Blutmenge, die sich noch in den ersten Tagen nach dem Eingriff durch die Wunddrainagen erhöhen kann, muss meist ausgeglichen werden. Früher wurde hier meist Fremdblut gegeben. Die Probleme der allerdings seltenen Unverträglichkeitsreaktionen sowie die Sorge der Übertragung von HIV- und Hepatitisviren haben die *Eigenblutspende* zu einem sicheren Routineverfahren werden lassen. Wenn der Patient sich zur Operation entschlossen hat, sollte, sofern es der Allgemeinzustand erlaubt, diese Eigenblutspende – meist in Zusammenarbeit zwischen Operateur, Anästhesisten und dem Hausarzt – organisiert werden. Bei starken unerwarteten Blutverlusten während des Eingriffs kann das aus der Operationswunde austretende Blut aufgefangen werden. Dieses kann dem Patienten dann nach entsprechender Aufbereitung in einem Gerät (»Cell saver«) noch während des Eingriffs zurücktransfundiert werden. Diese sog. *Autotransfusion* ist als großer Vorteil zu betrachten, da hierdurch die Verwendung von Fremdblut erheblich reduziert werden kann. Immer vermeidbar ist die Gabe von Fremdblut jedoch nicht.

Thrombose

Die Gefahr einer Thrombose (es handelt sich um eine Blutgerinnselbildung in den Beinvenen) ist bei allen Operationen am Hüftgelenk gegeben. Die Vorbeugung (»Prophylaxe«) besteht v. a. in einer frühzeitig einsetzenden Krankengymnastik. Das Tragen von Kompressionsstrümpfen sowie die aktiven Bewegungen des Patienten (die Arme, das operierte aber auch das nicht operierte Bein sollen bewegt werden!) sind ebenfalls sehr wichtig. Eine große Rolle spielt die medikamentöse Thromboseprophylaxe. Sie wird regelmäßig mit unterschiedlichen Präparaten in der modernen Hüftchirurgie duchgeführt. Durch all diese Maßnahmen kann allerdings die gefürchtete Thrombose leider noch nicht immer vermieden werden.

Verkalkungen

In seltenen nicht vorhersehbaren Fällen kommt es nach der Prothesenimplantation zu erheblichen Verkalkungen (*Ossifikationen*) der das Hüftgelenk umgebenden Muskulatur. Die Ursachen hierfür sind bislang nicht ausreichend bekannt. Diese Verkalkungen können jedoch das Operationsergebnis durch eine sich innerhalb von wenigen Wochen einstellende zunehmende Einsteifung des Hüftgelenkes sehr negativ beeinflussen. Aus diesem Grunde wird zunehmend eine regelmäßige Ossifikationsprophylaxe durch entsprechende Medikamente – gelegentlich ergänzt oder ersetzt durch eine niedrig dosierte Strahlentherapie – durchgeführt. Für die Dauer von 3–4 Wochen verordnet man dem Patienten ein allgemein gut verträgliches Rheumapräparat.

Die Erfolge dieser Vorbeugung sind sehr erfreulich: Revisionseingriffe zur Entfernung dieser Verkalkungen sind sehr selten geworden (Abb. 43).

Infektion

Infekte sind in der operativen Medizin leider nie ganz vermeidbar. Große Probleme können dann auftreten, wenn es zu einer Infektion einer Gelenkprothese kommt. Dies ist eine sehr seltene, aber auch ernste Kompli-

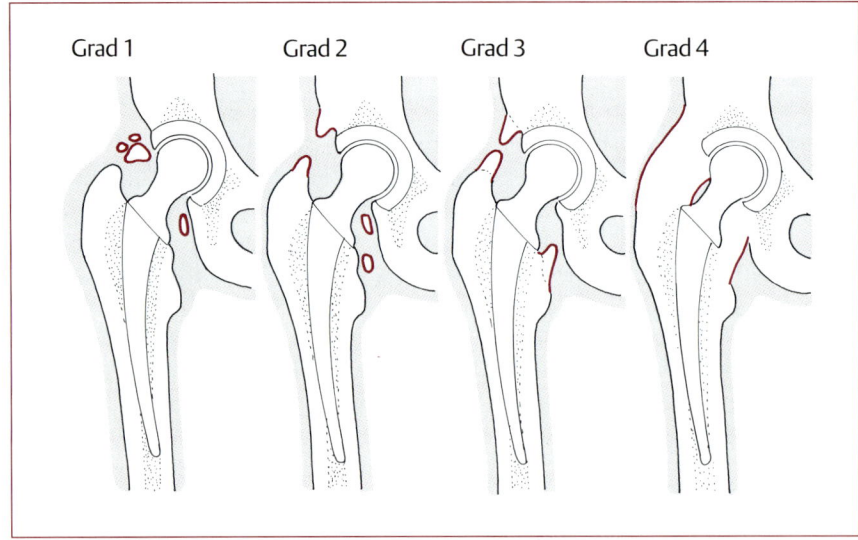

Abb. 43: Verkalkungen nach Prothesen-Implantation (4 Schweregrade)

kation, die jedoch bei frühzeitiger Erkennung nicht unbedingt zum Verlust und endgültigen Ausbau der Prothese führen muss. Ein *frühzeitiger Revisions- oder Wechseleingriff* kann die Prothese und damit den Operationserfolg retten. In Einzelfällen muss jedoch die Prothese entfernt werden, damit die Entzündung zur Ruhe kommt. Es wird dann die Girdlestone-Hüfte angelegt (s. S. 39 f.). In vielen Fällen ist dann aber durchaus nach einigen Wochen der erneute Protheseneinbau möglich.

Lockerung der Hüftprothese

Kommt es im Laufe der Jahre nach Einbau der Hüftprothese zu einer Lockerung, schreitet diese meist rasch fort und zwingt dann zu einer erneuten Operation. Abriebpartikel, eine unvermeidbare Korrosion des Metalls und andere Gewebereaktionen sowie die zwangsläufige »Alterung« des Knochenzementes spielen eine große Rolle bei der Prothesenlockerung. Glücklicherweise geschieht diese Auslockerung jedoch meist erst nach vielen Jahren, aber die Möglichkeit als solche muss immer in Betracht gezogen werden. Diese Lockerungsgefahr ist der Hauptgrund, warum man gerade beim aktiven jüngeren Patienten ein künstliches Hüftgelenk immer nur nach sehr genauer Abwägung einbauen sollte.

Es ist sehr wichtig, Patienten mit einem neuen Hüftgelenk regelmäßig in jährlichen Abständen nachzuuntersuchen. Bei einer beginnenden Lockerung kann durch eine frühzeitig durchgeführte Wechseloperation größerer Schaden vermieden werden.

Wir überblicken heute ca. 45 Jahre Hüftgelenksendoprothetik. Es ist jedoch auch nach dieser Zeit noch immer sehr schwer, genaue Richtwerte anzugeben, wie lange tatsächlich ein künstliches Hüftgelenk ohne Wechseloperation hält. Realistisch ist eine »Standzeit« ohne neuerliche Eingriffe von 10–20 Jahren. Dies ist aber von zahlreichen individuellen Faktoren abhängig. Hierbei seien nur die Lebensweise des jeweiligen Patienten (Übergewicht!) und die Belastung, die er seinem neuen Hüftgelenk abverlangt, zu erwähnen. Hierauf wird später noch eingegangen werden.

▶ Behandlungsmöglichkeiten bei der Prothesenlockerung

Der Wechsel einer gelockerten Hüftprothese ist heute eine durchaus übliche, jedoch immer technisch schwierige und aufwendige Operation. Eine gute Operationsvorbereitung durch den Hausarzt ist hier von großer Bedeutung. Beim Wechseleingriff werden die gelockerte Prothese sowie der Zement entfernt, so dass wieder eine formschlüssige Verankerung der neuen Prothese im Knochen herbeigeführt werden kann. Häufig bestehen große *Knochendefekte*, die aufgefüllt werden müssen. Hierzu wird Eigenknochen des Patienten und/oder Material aus der sog. Knochenbank benutzt. Beim Wechsel der Hüftpfanne haben sich die Stützringe und -schalen bewährt, wie sie oben bei den OP-Techniken *(Pfannenaufbauplastik)* beschrieben wurden.

Bei zahlreichen Wechseloperationen werden die neuen Prothesenkomponenten einzementiert. In einigen Kliniken wird jedoch auch seit einigen Jahren in der zementfreien Technik gewechselt. Dieses bleibt stets eine Einzelfallentscheidung des operierenden Arztes. Qualität des Knochens, Alter und Beweglichkeit des Patienten spielen hier eine Rolle.

Gelegentlich wird es notwendig sein, den Oberschenkelschaft noch mit einer außen am Oberschenkelknochen angeschraubten Edelstahl- oder Titanplatte zu verstärken. Dies wird vorzugsweise beim dünnen, geschwächten Knochen vorgenommen, um auf diese Weise eine volle Belastungsfähigkeit zu erzielen. Weiter kann hierdurch einer möglichen Fraktur vorgebeugt werden, die mitunter schon bei geringer Beanspruchung auftreten kann. Es stehen für ausgewählte Sonderfälle spezielle, teilweise individuell angefertigte Prothesentypen (sog. Revisions- oder auch Tumorprothesen) zur Verfügung. Diese werden beim Verlust des hüftnahen Oberschenkelknochens eingesetzt.

Die oft großen Blutverluste beim Wechseleingriff machten früher eine hohe Anzahl von Bluttransfusionen erforderlich. Auch hier kann die Eigenblutspende sowie die Autotransfusion (s. o.) die Gabe von Fremdblut reduzieren.

Prinzipiell sind mehrere Prothesenwechseloperationen an ein und demselben Hüftgelenk möglich. Die feste Verankerung der Prothese im Knochen wird jedoch mit jedem neuen Eingriff immer schwieriger, so dass manchmal eine dauerhafte Einheilung nicht mehr möglich ist. In bestimmten Einzelfällen kann noch eine Spezialprothese implantiert werden, deren dauerhafte Verankerung aber auch Probleme aufwirft. Mitunter ist es dann besser, die gelockerte Prothese auszubauen und eine sog. Girdlestone-Situation herbeizuführen, wie sie zuvor schon beschrieben wurde.

Auch ohne Hüftgelenk (bei der Girdlestone-Situation, s. a. Abb. 16) ist ein Gehen – wenngleich mit Schwierigkeiten verbunden – möglich. Der fast immer eintretende Beinlängenverlust muss dann durch entsprechende Schuhzurichtungen ausgeglichen werden. Der Patient wird aber im Regelfall nicht an den Rollstuhl oder das Bett gefesselt.

Nach der Operation

Die physiotherapeutische Behandlung nach der Operation beginnt bereits am 1. Tag.

Die Nachbehandlungsschemata sind von Klinik zu Klinik verschieden. Für den Aufbau der physiotherapeutischen Behandlung ist es unwichtig, an welchem Tag nach der Operation eine weitere Stufe der Mobilisation erreicht wird.

▶ Direkt nach der Operation ist die *Rückenlage* im Bett einzuhalten. Das operierte Bein liegt in einer Schiene, um übermäßige Drehbewegungen im Hüftgelenk zu vermeiden. Die Anspreizbewegung sowie die Außendrehung des Beines sollten zur Entlastung der durch die Operation zurückgenähten Muskulatur vermieden werden.

▶ Ca. 2–3 Tage nach dem Eingriff wird in der Regel der *Sitz an der Bettkante* erlaubt sein. Bei stabiler Kreislaufsituation ist auch das erste Aufstehen möglich. Zur Sicherheit wird das Gehen zunächst mit einem Gehwagen erfolgen. Danach wird das Gehen an Unterarmgehstützen erlernt. Der Allgemeinzustand, die Geschicklichkeit sowie das Gleichgewichtsgefühl spielen hier die entscheidende Rolle.

▶ Abhängig vom Prothesentyp, Operationsverfahren und Nachbehandlungsschema der operierenden Klinik wird die *Belastung* für das betroffene Hüftgelenk allmählich gesteigert. Wird eine Teilbelastung von etwa 20 kg verlangt, kann diese mit Hilfe einer Personenwaage leicht erlernt werden. Das Gehen unter Teilbelastung erfolgt im so genannten 3-Punkte-Gang. Es wird im Übungsteil näher beschrieben.

Ist das eingesetzte Hüftgelenk sofort belastungsstabil (vorwiegend bei zementierten Hüftprothesen), wird der so genannte 2-Punkte-Gang erlernt. Auch dieser ist im Übungsteil beschrieben.

▶ Die Einnahme der *Bauchlage* ist kein zwingendes Behandlungsziel. In vielen Fällen war auch vor der Operation aus anderen Gründen die Einnahme der Bauchlage nicht möglich oder einfach nur unbequem.

Bei zementiert implantierten Prothesen kann schon etwa nach einer Woche die Belastung des operierten Beines gesteigert werden. Der sog. 2-Punkte-Gang wird erlernt – es kommen jetzt ungefähr 75 % der vollen Belastung auf das operierte Hüftgelenk.

Nach der Operation

▶ Am 11. Tag nach dem Eingriff werden in der Regel die Fäden gezogen. Ab diesem Zeitpunkt kann auch die Behandlung im *Bewegungsbad* beginnen, sofern der Allgemeinzustand des Patienten dies zulässt.

▶ 2 Wochen nach der Operation sind die Einnahme der *Seitenlage* auf der nicht betroffenen Seite sowie die Außendrehung und das Anspreizen erlaubt.

▶ Die *Entlassung* aus der Klinik erfolgt in der Regel nach ca. 2–3 Wochen. Das Ziel soll ein sicheres und schmerzfreies Gehen an 2 Gehstützen sein. Entlassungskriterien sind sowohl ein schmerzfreies sicheres Gehen als auch eine zufriedenstellende Gelenkfunktion. Ein sicheres Bewältigen der Treppen wie auch das Gehen auf unebenem Untergrund sollte möglich sein.

▶ Bei vielen Patienten schließt sich noch eine stationäre *Anschlussheilbehandlung* in einer Rehabilitationsklinik an. Dies ist jedoch keine starre Regel. Eine derartige Behandlung in einer hierfür geeigneten Klinik wird immer dann stattfinden, wenn die bisherige Therapie noch nicht die volle Gehfähigkeit (z. B. bei mehrfachen Behinderungen, bei langsamer Wiedererlangung der Funktion) erreichen ließ. Die Entscheidung, ob eine solche Anschlussheilbehandlung unter stationären Bedingungen vorgenommen wird, sollte stets in enger Abstimmung zwischen Patient, behandelndem Arzt und dem Kostenträger getroffen werden. Wichtig ist die rechtzeitige Einleitung dieser Maßnahme, um für den Patienten einen möglichst lückenlosen Übergang zwischen operierender Klinik und Rehabilitationseinheit zu gewährleisten.

▶ Es gibt inzwischen auch sehr gute Möglichkeiten zur Durchführung intensiver Physiotherapie im Rahmen einer »*Tagesklinik*« für schon gut rehabilitierte Patienten, deren häusliche Versorgung durch Angehörige gewährleistet ist. Diese Behandlungen werden dann in hoch spezialisierten Reha-Instituten unter ärztlicher Leitung vorgenommen. Die Patienten unterziehen sich dann tagsüber einem mehrstündigen Übungsprogramm ähnlich wie in einer Reha-Klinik.

Nach- und Begleitbehandlung

Ca. 4–6 Wochen nach der Entlassung aus dem Krankenhaus wird eine Nachuntersuchung des Patienten mit Röntgenkontrollaufnahmen durchgeführt. Bis dahin werden noch viele Patienten mit zementfreien Hüftprothesen wie auch in der Klinik an zwei Unterarmgehstützen gehen.

Nach der Operation

Die Benutzung der Gehstützen geschieht weniger, um das implantierte Hüftgelenk zu schonen (dieses verträgt die Belastung eigentlich sofort nach der Operation), sondern v. a., um dem Kranken ein sicheres Gehen zu ermöglichen.

Dies geschieht stets in Absprache mit dem operierenden Arzt und kann nicht schematisiert werden. Der Sinn der erst allmählich einsetzenden Vollbelastung liegt auch darin, dem Knochen Gelegenheit zu geben, störungsfrei in die aufgeraute Prothesenoberfläche einzuwachsen und damit einen festen Verbund zwischen Knochen und Prothese zu schaffen Daher sollten Patienten mit zementlos implantierten Hüftprothesen prinzipiell eine längere Entlastungszeit der operierten Hüfte einhalten.

Bestimmte, schon oft jahrelang vor der Operation bestehende Fehlhaltungen können dadurch am ehesten abgefangen und verbessert werden. Es sei hier nochmals erwähnt, dass gerade die das Hüftgelenk bewegende Muskulatur einen wesentlichen Anteil am Zustandekommen der guten Funktion hat. Die Muskelstrukturen können mit Hilfe der Gehstützen noch besser kontrolliert werden. Nach Ablauf von 6–12 Wochen nach Entlassung aus dem Krankenhaus können die Gehstützen in der Regel weggelassen werden. Es muss dem Einzelfall überlassen sein, ob man dann später dem Patienten noch einen *Handgehstock* verordnet.

Hüftgelenksarthrosen bestehen oft *beidseits*, außerdem liegen häufig auch noch Kniegelenks- und Rückenbeschwerden vor. Hier kann der zu Unrecht oft verpönte Gehstock eine sinnvolle Gehhilfe darstellen.

Bei der zementfreien Hüfte tritt gelegentlich ein für einige Monate anhaltender und vor der Operation nicht vorhandener Schmerz im Oberschenkelschaft auf. Dieses Phänomen ist weitgehend ungeklärt aber bekannt. Dieser zweifellos lästige, meist nicht sehr starke *Spannungsschmerz* ist aber nicht bedrohlich und verliert sich in der Regel wieder. Der Patient sollte aber unbedingt seinem Arzt hiervon berichten!

Regelmäßige Röntgenkontrollen und klinische Nachuntersuchungen sind für die Beurteilung der festen Protheseneinheilung unerlässlich. Daher sollten die Patienten prinzipiell jährlich einmal eine Kontrolle vornehmen lassen. Nur so kann eine evtl. sich anbahnende Prothesenlockerung möglichst früh erkannt werden. Dieser Hinweis kann gar nicht eindringlich genug gegeben werden!

Nach der Operation

Alle Operationen am Bewegungsapparat sind auf die wesentliche Mitarbeit des Patienten angewiesen. Durch die Operation können eigentlich nur die Voraussetzungen für die Herstellung eines besseren Zustandes geschaffen werden. Es liegt nun am Patienten selbst, durch Anstrengung und Mitarbeit die verlorengegangene Beweglichkeit in seinem Hüftgelenk wieder zu erreichen. Ob er die gesteckten Ziele – weitgehend normale Beweglichkeit im Hüftgelenk, Muskelkräftigung, gutes Gangbild, Schmerzfreiheit – erreicht, hängt wesentlich davon ab, wie geduldig er an sich selbst arbeitet. Dies kann er nicht allein. Hier ist die frühzeitig einsetzende Physiotherapie, kombiniert mit Bewegungsbädern und Gehschulung, wichtig. Bei Bedarf muss die Krankengymnastik auch im Rahmen der ambulanten Weiterbehandlung konsequent weitergeführt werden. Für den niedergelassenen Physiotherapeuten ist eine umfassende Information durch die Klinikkollegen von großer Bedeutung.

Bei guter krankengymnastischer Behandlung im Krankenhaus sind dem Patienten viele Übungen gezeigt worden, die er auch ohne Anleitung zu Hause ausführen kann. Die Zeit, in der man bei entsprechendem Training noch mit einer Zunahme der Beweglichkeit wie auch der Muskelkraft rechnen kann, beträgt ca. 1 1/2 bis 2 Jahre nach der Operation.

> Eine selbstständige Übungsbehandlung wie auch die Therapie unter krankengymnastischer Anleitung sollten jedoch nicht dazu führen, dass dabei stärkere Schmerzen auftreten. Hierbei ist allerdings nicht ein banaler *Muskelkater* gemeint.
>
> *Starke Dauerschmerzen* nach einer Hüftgelenksoperation sind ein Alarmsignal für eventuell auftretende Komplikationen. Daher sollte in diesen Fällen sofort der behandelnde Arzt aufgesucht werden.
>
> In der ersten Zeit nach der Operation ist dringend vor Massagen im Operationsgebiet zu warnen. Diese können rasch zu Muskelverkalkungen (s. o.) und damit zu einer Bewegungseinschränkung führen. Kern des Übungsprogramms muss immer der eigene Bewegungsimpuls des Patienten selbst sein. Hier gilt das alte Sprichwort: »Wer rastet, der rostet.«

Das Leben mit dem neuen Hüftgelenk

Allgemeine Bemerkungen

Durch den Einbau eines neuen Hüftgelenks kann in den meisten Fällen relativ schnell eine weitgehende Schmerzfreiheit erzielt werden. Hauptsächlich war es ja der Schmerz, der den Patienten so stark beeinträchtigte. Diese *Schmerzfreiheit* ist jedoch *Segen und Gefahr zugleich.* Ein für lange Zeit eventuell schmerzmittelabhängiger Patient kann jetzt wieder normal spazieren gehen, der Nachtschlaf ist wieder ungestört, die »Lebensqualität« hat sich eindeutig verbessert! Das lang bestandene »Schonverhalten« wird gewissermaßen aufgebrochen und abgelöst durch eine emotionale Aufrichtung des Patienten, die v. a. ihre Ursache in den verminderten Schmerzen hat. Der Aktivitätsgrad wird erhöht. Die wegen der langandauernden Schmerzen nicht selten depressive Grundhaltung des Kranken erfährt meist eine Besserung. Die sozialen Kontakte nehmen meist wieder zu.

Auf der anderen Seite darf jedoch nie die Tatsache vergessen werden, dass es sich um ein Kunstgelenk handelt, welches eben einfach nicht so gut sein kann wie das natürliche Gelenk. Daher muss ein Patient mit einem neuen Hüftgelenk in seiner Lebensweise auf diese Tatsache Rücksicht nehmen.

Alltag für den Patienten

▶ Das Problem für den Patienten liegt allerdings darin, dass er eine Überbelastung des Gelenkes, welche sich nicht durch Schmerzen äußert, kaum beurteilen kann. Das neue Gelenk ist auf alle Fälle *alltagstauglich*, d. h. die Tätigkeiten des täglichen Lebens sind nach Abschluss der Rehabilitationsphase wieder möglich. Es wurden Messungen an implantierten Hüftgelenken durchgeführt, die die Belastungen bei Alltagsbewegungen ermittelten: Allein das Gehen auf der Ebene stellt für die Hüftgelenke eine Belastung von 210–370 % vom Körpergewicht des Patienten dar. Das *Treppensteigen* bedeutet nochmals 30 % zusätzliche Belastung zum Gehen, wobei treppab die Hüftgelenke mehr belastet sind als treppauf. Die höchste Belastung, die im Alltag gemessen wurde, trat auf, als die Patienten stolperten, nämlich bis zu 870 % des Körpergewichtes! Der Hinweis an die Patienten, *festes Schuhwerk* mit einer rutschfesten Sohle zu tragen, hängt also weniger damit zusammen, dass der Fersenaufsatz abgefedert wird; ein Stolpern sollte unbedingt vermieden werden.

Heben/Tragen

▶ Beim *Tragen von Gewichten* sollte immer darauf geachtet werden, sie gleichmäßig auf beide Arme zu verteilen. Ist dies nicht möglich, sollte z. B. die Tasche auf der Seite des operierten Gelenkes getragen werden. Auch hierüber gibt es umfangreiche Messungen.

Viele tausend Patienten auf der ganzen Welt legen Zeugnis dafür ab, dass es sich bei der Endoprothese der Hüfte um ein erprobtes, bewährtes und sicheres Behandlungsverfahren handelt, welches bei korrekter Anwendung und Nachbehandlung von keiner anderen Methode übertroffen wird. Es ist aber auch ein Behandlungsverfahren, welches ganz wesentlich auf eine konsequente Mitarbeit des Patienten angewiesen ist, um einen dauerhaften Erfolg zu gewährleisten. Die heute oft erwähnte »Lebensqualität« kann durch diesen Eingriff wesentlich verbessert werden.

Die folgenden Ausführungen sollen helfen, ein der neuen Situation angepasstes Leben zu führen. Sie bedeuten trotz aller Warnungen nun nicht, dass ein Patient mit einem neuen Hüftgelenk – etwas drastisch ausgedrückt – sich während seines weiteren Lebens in Watte packt. Es wurde ihm ja durch die OP gerade die Möglichkeit gegeben, schmerzfrei zu gehen und wieder mehr Aktivität zu entfalten. Auf der anderen Seite können jedoch übermäßige Beanspruchungen und die Freude über die Schmerzfreiheit zu einer Überbelastung führen, die der vorzeitigen Lockerung der Hüftgelenksprothese Vorschub leistet.

Das »richtige« Gehen wurde unter krankengymnastischer Anleitung wieder weitgehend erlernt. Unharmonische Bewegungsabläufe, die sich im Laufe der Krankheit eingeschlichen hatten, bestehen meist nicht mehr. Dennoch benötigt das korrekte Gangbild besonders in den ersten Wochen und Monaten nach der OP die volle *Konzentration* des Patienten. Sonst schleichen sich wieder Fehler ein. Hier geht es auch nicht nur um ästhetische Gesichtspunkte, sondern darum, den maximalen Nutzen aus dem neuen Hüftgelenk zu erzielen. Die isolierte Betrachtung nur der Hüfte wäre falsch – der Bewegungsablauf des gesamten Körpers muss geschult werden. Auf Dauer wird der eine oder andere Patient nach wie vor seinen Handstock benutzen müssen. Dieser gibt oft mehr Sicherheit und wird auch nicht generell abgelehnt.

Leichte Anstrengungen

▶ *Spaziergänge* oder nicht zu lange Wanderungen in nicht unwegsamem Gelände sind ebenfalls günstig. Bergwanderungen sollten sich auf gute Wege beschränken. Der Gebrauch eines Wanderstocks ist sehr zu emp-

Sport

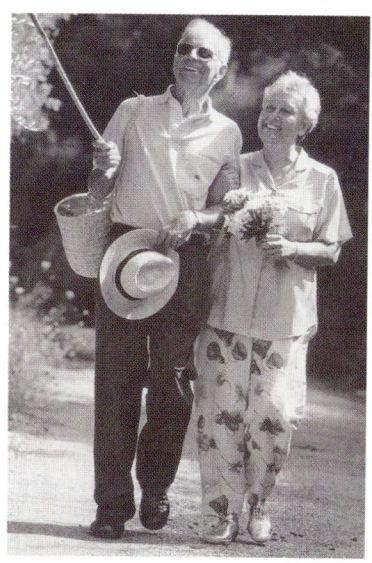

Abb. 44: Gut leben mit der neuen Hüfte

fehlen. Die Dauer der Beanspruchung muss jeder Patient individuell für sich selbst ermitteln. Der allgemeine sowie der Trainingszustand der Menschen sind ja unterschiedlich (Abb. 44).

▶ Wir empfehlen unseren Patienten, wenn möglich regelmäßig *schwimmen* zu gehen. Das Bewegungsbad spielt ja ohnehin eine große Rolle in der Behandlung. Selbstständiges Schwimmen fördert den Muskelaufbau und harmonisiert die Bewegungsabläufe. Kälteempfindliche Patienten können die vielerorts angebotenen »Warmbadetage« wahrnehmen. Der »richtige« Schwimmstil wird in der Fachwelt unterschiedlich beurteilt. Gegen einen *Sauna*besuch bestehen prinzipiell keine Einwände, sofern der Allgemeinzustand des Patienten es erlaubt und eine sichere Geh- und Sitzfähigkeit vorliegen.

Sport

Ein Patient mit einer unbehandelten Hüftgelenksarthrose ist bezüglich seiner körperlichen Aktivität in etwa so eingeschränkt wie ein *schwer Herzkranker*! Das muss man wissen, wenn über Sport mit der neuen Hüfte nachgedacht wird. Oft bestehen zusätzliche erhebliche körperliche Defizite, die mit der Hüftarthrose gar nichts zu tun haben. Wie bei der Behandlung anderer Erkrankungen auch spielt die *allgemeine Fitness* eine

■ Das Leben mit dem neuen Hüftgelenk

große Rolle. Diese gewährleistet eine geringere Ermüdbarkeit und dient daher auch zur Aufrechterhaltung normaler Bewegungsabläufe.

Durch regelmäßig betriebenen Sport werden die Gelenkfunktion erhalten, die Ausdauer, Kraft und Koordination trainiert, das Herz-Kreislauf-System sowie das Vertrauen in den eigenen Körper gefördert. Im Allgemeinen ist Sport ein Vergnügen in der Gruppe. So kann also auch nach der Implantation eines künstlichen Gelenkes diese soziale Bindung wieder aufgenommen werden

Wie verhält es sich nun mit sportlichen Betätigungen?

Generell gilt die Regel: *nicht **was** man macht, sondern **wie** man es macht*, ist von Bedeutung.

Eine große Rolle spielt auch die Erfahrung in der jeweiligen Sportart. Ein geübter Golfspieler z. B. kann sicher kontrollierter (und damit schonender für sein neues Hüftgelenk) seinem Hobby nachgehen als der Anfänger. In der medizinischen Fachliteratur existieren zahlreiche Arbeiten, die sich mit sportlichen Aktivitäten bei Prothesenträgern befassen. Es werden Empfehlungen unterschiedlichster Art zu den einzelnen Sportarten in zustimmender oder ablehnender Weise gegeben. Daher können im Folgenden nur einige Hinweise helfen, bei denen in der Fachwelt hohe Übereinstimmung herrscht. Generell kann gesagt werden, dass Lockerungen von Hüftprothesen beim sportlich aktiven Menschen weniger früh auftreten als beim Nichtsportler! Ausdauersportarten sind positiver zu beurteilen als Sprung- oder Kontaktsportarten (z. B. Fußball, Handball etc.).

Daher sind Sportarten zu meiden, bei denen es zu einer ruckartigen Stoß- oder Scherbelastung auf das Hüftgelenk kommen kann. Dies gilt insbesondere für Tennis, Fußball sowie fast alle anderen Ballsportarten. Alpiner Skilauf sollte wegen der doch deutlich erhöhten Verletzungsgefahr sowie den hohen Stoßbelastungen dem Patienten versagt bleiben. Eine Alternative hierzu bietet sich jedoch im Ski-Langlauf als Spaziergang an, der durch seinen harmonischen Bewegungsablauf zu keiner wesentlichen Überbeanspruchung des Hüftgelenks führt.

Ergänzende spezielle Informationen sollten von Arzt und Physiotherapeut eingeholt werden.

Vor der übermäßigen Anwendung von so genannten *Heimfahrradtrainern* (vor allem gegen Widerstand!) sei gewarnt. Auf solchen Geräten wird das

> **Sportempfehlungen:**
>
> Geeignete Sportarten:
> Schwimmen, leichte Gymnastik, Radfahren, Wandern, Rudern, Paddeln
>
> Bedingt geeignete Sportarten:
> Skilanglauf, Tischtennis, Golf
>
> Nicht geeignete Sportarten:
> Ballspiele (Fußball, Handball), Tennis, alpiner Skilauf, Sportkegeln

Hüftgelenk nur in relativ geringen Winkelgraden häufig mit erheblicher Belastung regelrecht durchgemahlen. Hierdurch kann ein vorzeitiger Abrieb wie auch eine vorzeitige Auslockerung der Hüftgelenksprothese entstehen. Der sicher positive Effekt der Muskelkräftigung steht in keinem Verhältnis zu den möglichen Nachteilen. Normales *Radfahren* – vorwiegend allerdings in der Ebene – ist eher zu empfehlen. Das Auf- und Absteigen sollte jedoch langsam und kontrolliert erfolgen.

Ein *»Tänzchen in Ehren«* ist dem Hüftprothesenträger ganz gewiss nicht versagt!

Golfspielen und leichte *Gymnastik* sind nicht bedenklich. Echter *»Waldlauf«* auf weichem Boden mit entsprechenden Joggingschuhen ist durchaus erlaubt. Abgeraten werden muss jedoch vom Laufen auf hartem Boden (Asphalt!). Bei Ermüdung sind kurze Ruhepausen einzuschieben.

An einem Beispiel soll erläutert werden, dass dieses Buch keinesfalls eine individuelle Beratung des Patienten durch seinen behandelnden Arzt ersetzen kann. Ein weit verbreiteter Sport ist das Tennisspielen. Durch die schnellen Beschleunigungs- und Bremsbewegungen zählt es eigentlich zu den nicht geeigneten Sportarten für Patienten mit einem neuen Hüftgelenk. Hat nun ein Patient zeitlebens Tennis gespielt und möchte darauf nicht verzichten, kann eventuell durch individuelle Beratung (Spielen z. B. nur auf Asche und nicht auf hartem Boden) eine weitere Ausübung dieser Sportart erlaubt sein. Dem Patienten müssen allerdings die möglichen Probleme für sein künstliches Gelenk klar vor Augen geführt werden. Die Abwägung von Nutzen und Risiko sollte sensibel und kenntnisreich erfolgen.

Es ist im Rahmen eines solchen Ratgebers nicht möglich, alle Vorlieben der Menschen aufzuführen und bezüglich der Hüftprothese zu bewerten.

Es wurden hauptsächlich die Dinge angesprochen, die uns in der Klinik von den Patienten vorgetragen wurden. Wenden Sie sich im Zweifel vertrauensvoll an Ihren behandelnden Arzt!

Es geht nicht um Leistungssport, sondern eine individuell abgestimmte *Sporttherapie*!

Arbeit und Haushalt

Schwere körperliche Arbeiten sind mit der neuen Hüfte nicht mehr möglich. In den meisten Fällen hat ja bereits die Hüftgelenksarthrose selbst zu einer Aufgabe dieser Arbeiten gezwungen. Man sollte sich jedoch durch die entstandene Schmerzfreiheit nach der Operation nicht dazu verleiten lassen, wieder *Schwerarbeit* zu leisten. Dieses gilt auch und gerade für einen jüngeren Patienten, bei dem (ausnahmsweise) eine Hüftgelenksprothese eingesetzt werden musste, weil andere Behandlungsmaßnahmen keinen Erfolg hatten.

Ansonsten braucht ein Patient mit einer Hüftprothese nicht automatisch zum Rentner zu werden. Leichte körperliche Arbeiten im Wechsel zwischen Stehen, Gehen und Sitzen sind möglich und leisten sicher nicht einer Prothesenlockerung Vorschub. Arbeiten in häufig ungünstiger Körperhaltung sowie bei *Nässe und Feuchtigkeit* sind hingegen nicht mehr zu empfehlen. Dies gilt insbesondere für den Beruf des Landwirtes.

Berufliche Umsetzung, Anpassung von Arbeitsplatz und -beanspruchung sollten vertrauensvoll (und rechtzeitig!) mit dem Operateur, dem Hausarzt, den Sozialdiensten und v. a. auch den Betriebsärzten besprochen werden. Hier kann durchaus mit oft einfachen Mitteln eine wesentliche Hilfestellung gegeben werden.

Leichtere *Gartenarbeiten* sind durchaus möglich; anstrengende Aktivitäten (z. B. Umgraben) sind nicht ratsam.

Der Patient mit einer Hüftgelenksprothese sollte ein ruhiges, aber sonst normales Leben führen. Es ist durchaus möglich, den eigenen Haushalt zu versorgen. Sehr anstrengende Arbeiten sollten jedoch gemieden werden und, wenn nicht anders machbar, zeitlich nicht zu lange ausgedehnt werden (Frühjahrsputz!). Das *Tragen und Heben schwerer Lasten* (z. B. schwere Koffer, Getränkekästen) sollten unterbleiben. Kaum Einschränkungen bestehen nach Wiedererlangung der Beweglichkeit bezüglich des Autofahrens, sei es als Fahrer oder Beifahrer. Dass die Sitzposition ausreichend Beinfreiheit gewährleisten muss, ist eigentlich klar.

Bei einer stärkeren Bewegungsbehinderung der Hüfte (auch nach der OP) ist ein erhöhter *Toilettensitz* manchmal hilfreich. Duschen ist weniger gefährlich und unfallträchtig als ein Wannenbad!

Vor einer *Gewichtszunahme* ist nochmals zu warnen. Diese kann zu einer vorzeitigen Auslockerung des Hüftgelenkes führen. Festes, passgerechtes Schuhwerk ist wichtig. Ein manchmal nach der Protheseimplantation aufgetretener Beinlängenunterschied (s. o.) sollte durch entsprechende Absatz- bzw. Schuhsolenerhöhung ausgeglichen werden. Ob ein vollständiger Ausgleich erfolgt, muss vom behandelnden Arzt entschieden werden.

Es wurde schon darauf hingewiesen, dass nach Implantation eines Hüftgelenks auftretende Dauerschmerzen nicht normal sind. Der Patient sollte sich dann nicht scheuen, erneut seinen behandelnden Arzt aufzusuchen.

Prothesenpass

Die Patienten sollten in der operierenden Klinik mit einem Prothesenpass versehen werden, der sie als Träger einer Endoprothese ausweist. In diesem Dokument werden die Art der OP und der Implantate wie auch die Kontrolluntersuchungen vermerkt sein. Dieses erleichtert erheblich evtl. später erforderliche Korrektur- oder Wechseleingriffe. Im Übrigen sollte dieser Pass auch bei Sicherheitskontrollen auf Flughäfen etc. vorgelegt werden.

Übungsteil

Vorbemerkung zum Übungsteil

Auch bei der physiotherapeutischen Behandlung führen bekanntlich »viele Wege nach Rom«. Die Auswahl der nachfolgenden Übungen erhebt keinen Anspruch auf Vollständigkeit oder alleinige Richtigkeit. Sie wurde unter dem Gesichtspunkt

- der schonenden *Gelenkmobilisation* und
- der Kräftigung der gelenkumgebenden Muskulatur

ausgewählt. Mit einem neurophysiologischen Behandlungskonzept wie z. B. der PNF lässt sich zugleich in einem frühen Behandlungsstadium eine gangtypische Arbeit leisten. Das operierte Hüftgelenk wird anschließend leichter in den Gangablauf eingegliedert. Die immer gleich bleibenden Orientierungspunkte und -linien am eigenen Körper ermöglichen dem Patienten eine regelmäßige Selbstkontrolle und Korrektur in allen Positionen im Raum.

Die Übungen sind abhängig von der Grunderkrankung, der gewählten Operationstechnik und dem Nachbehandlungsschema der behandelnden Klinik zu unterschiedlichen Zeitpunkten angezeigt. Eine exakte Absprache mit dem behandelnden Arzt und Physiotherapeuten ist daher unerlässlich. Mit den bereits erwähnten Messverfahren an implantierten künstlichen Hüftgelenken wurde belegt, dass das Anheben des gestreckten Beines eine weitaus höhere Belastung für das künstliche Hüftgelenk darstellt als das Gehen. Diese Steigerungsformen der Übungen sind also ohne ärztliche Zustimmung nicht sinnvoll und deshalb hier nicht erwähnt. Übungen auf dem Pezziball sind wegen ihrer schlecht zu kontrollierenden Drehbewegungen, die durch den Ball ausgelöst werden, eher gefährlich. Sie sollten nur mit dem Therapeuten direkt und in von ihm speziell an die Patientensituation angepasster Weise geübt werden. Sie fehlen deshalb komplett. Die Behandlung einzelner Strukturen ist ohne Therapeut nicht möglich und wird deshalb nur im theoretischen Teil erwähnt.

Vorbemerkung zum Übungsteil

Bewusst vollzogene, gezielt und wiederholt ausgeführte Übungen führen zu einer Verbesserung von Kraft und Ausdauer der Muskulatur. Sie erhöhen deren *Dehnfähigkeit* und sichern damit die Beweglichkeit des neuen Hüftgelenkes.

Die *korrekte Körperhaltung* wird ebenfalls mit geschult. Gerade das Erlernen des Körpergefühls sowie die bewusste Wahrnehmung der Bewegungsabläufe machen vielen Patienten Schwierigkeiten. Gerade deshalb ist ein regelmäßiges und täglich absolviertes Übungsprogramm von großer Wichtigkeit. Schmerzen sollten bei diesen Übungen allerdings nicht auftreten! Dass sich gelegentlich ein simpler Muskelkater einstellen kann, ist aber nicht bedenklich.

■ Übungsteil ■

Ausgangsstellung Rückenlage

Lagekontrolle – Lagekorrektur

Je nachdem wie lange der Zeitpunkt des Beschwerdebeginns zurückliegt und abhängig von der zwischenzeitlich erfolgten Therapie liegen muskuläre Verkürzungen am Hüftgelenk vor, die inzwischen vom Körper als »normaler Spannungszustand« registriert werden. Das Empfinden für eine gerade und symmetrische Körperhaltung ist entsprechend verschoben.

Nach der erfolgten Operation ist es wichtig, die ursprüngliche objektiv symmetrische Körperhaltung wieder einnehmen zu lernen. Dabei können so genannte Wahrnehmungspunkte am Körper helfen.

Die *Nasenspitze*, das *Halsgrübchen*, die *Brustbeinspitze* und der *Bauchnabel* sollen auf einer Linie liegen. Die gedachte Fortsetzung dieser Linie bildet die Mitte zwischen den Beinen. Das rechte und das linke Bein sollen gleich weit von dieser Linie entfernt sein.

Die beiden *Beckenpunkte* sollen ebenfalls auf einer Linie liegen. Diese Linie soll weder am einen noch am anderen Ende mehr in Richtung Kopf und Fuß zeigen.

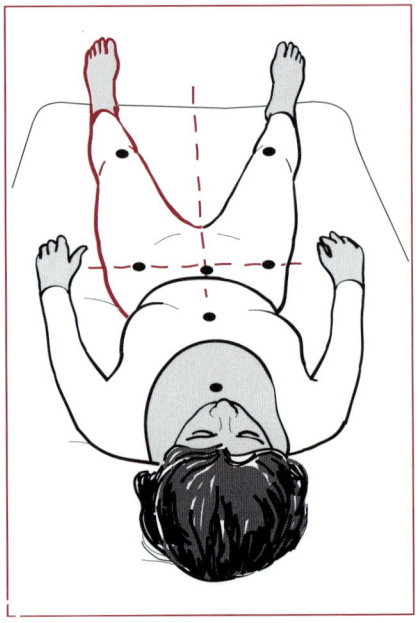

Abb. 1: Korrigierte Rückenlage

Weiterhin soll keiner der beiden *Beckenpunkte* auf einer gedachten Kreislinie mehr nach oben innen zeigen, d.h. beide Gesäßhälften liegen mit dem gleichen Gewicht auf der Unterlage.

Die *Kniescheiben* zeigen genau zur Decke (Abb. 1).

Die Abspreizbewegung im Hüftgelenk

Ein krankengymnastisches Behandlungsprinzip basiert auf der Möglichkeit, dass jedes Gelenk von beiden Gelenkpartnern aus bewegt werden kann.

Im Falle der Implantation eines künstlichen Hüftgelenkes wird es dem Patienten in den ersten Tagen nach der Operation nicht sofort möglich sein, selbstständig den Gelenkpartner Bein zu bewegen. Zum einen wird die Kraft dazu noch nicht ausreichen, zum anderen können die Wundschmerzen noch zu groß sein. Hier bietet das Bewegen vom Gelenkpartner Becken aus eine ideale Möglichkeit, sehr schonend und differenziert Bewegungen zu erarbeiten, die wenig Gewichte verschieben müssen und damit schmerzarm sind.

Für die Abspreizbewegung im Hüftgelenk wird also zunächst erlernt, den *Beckenpunkt* des betroffenen Beines fußwärts zu schieben (Abb. 2).

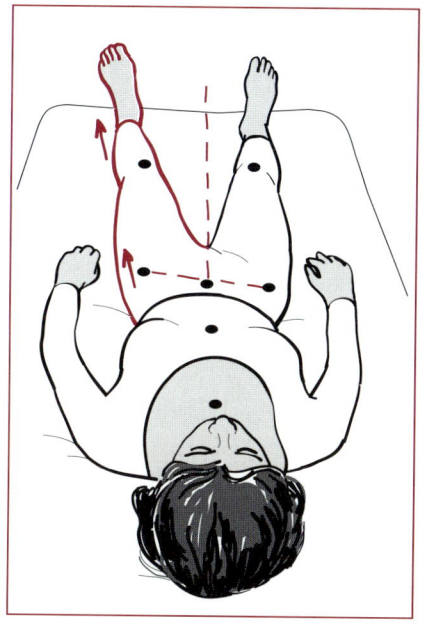

Abb. 2: Abspreizbewegung vom Gelenkpartner Becken

■ Übungsteil ■

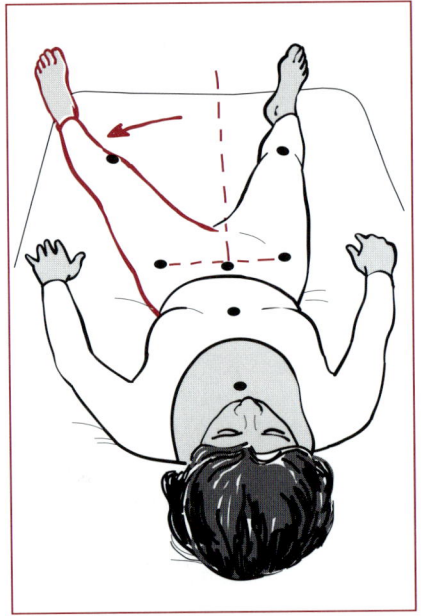

Abb. 3: Abspreizbewegung vom Gelenkpartner Bein

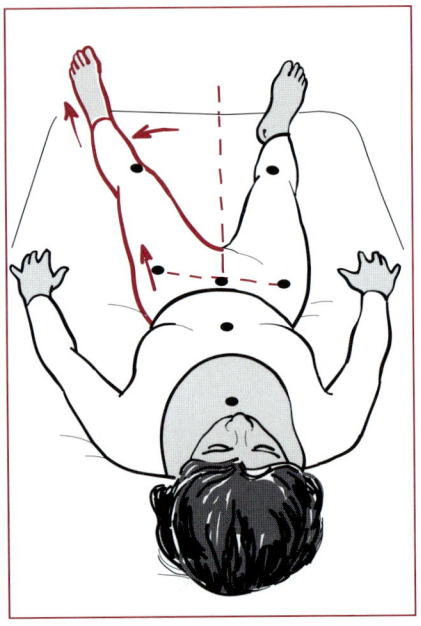

Abb. 4: Abspreizbewegung von beiden Gelenkpartnern

Später dann wird zunächst vom Therapeuten unterstützt, dann vom Patienten aktiv ausgeführt die Abspreizbewegung des *Beines* (Abb. 3) geübt.

Auf dem gesamten Bewegungsweg zeigt die *Kniescheibe* zur Decke.

Um die maximal mögliche Abspreizbewegung im Hüftgelenk ausnützen zu können, müssen beide Bewegungen zusammengesetzt werden. Es entsteht eine scheinbar kleinere Bewegung, da das Bein nicht so weit abgespreizt werden kann. Durch die Gegenbewegung des Beckens ist jedoch die volle im Hüftgelenk mögliche Abspreizbewegung genutzt (Abb. 4).

Die Innendrehung im Hüftgelenk

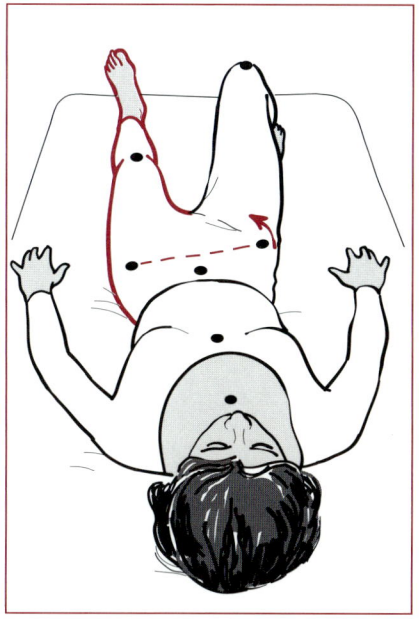

Abb. 5: Innendrehung vom Gelenkpartner Becken

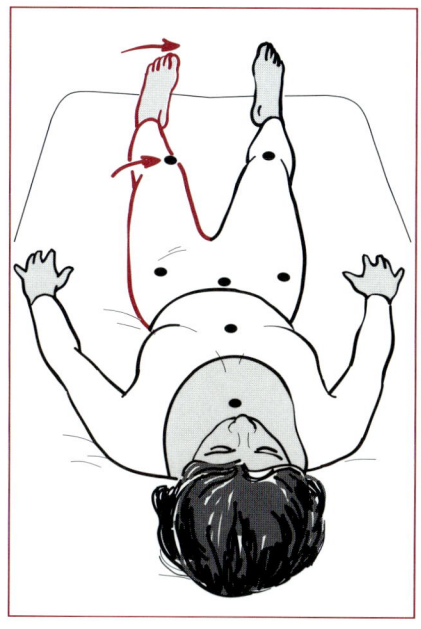

Abb. 6: Innendrehung vom Gelenkpartner Bein

Die Innendrehung im Hüftgelenk

Auch hier wird die Bewegung zunächst vom Gelenkpartner Becken begonnen. Der *Beckenpunkt* der nicht betroffenen Seite bewegt sich auf einer gedachten Kreislinie nach oben innen.

Um nicht das gesamte Beckengewicht anheben zu müssen, kann diese Bewegung auch über den Abdruck der nicht betroffenen Ferse erfolgen. Hierzu muss das nicht betroffene Bein angebeugt werden (Abb. 5).

Während der gesamten Übung soll die *Kniescheibe* des betroffenen Beines zur Decke zeigen.

Vom Gelenkpartner Bein aus geleitet, dient die *Kniescheibe* als Wahrnehmungspunkt. Sie soll sich nach innen in Richtung des anderen Knies drehen (Abb. 6).

■ Übungsteil

Die Bewegungsrichtung ist häufig bei arthrotischen Veränderungen im Hüftgelenk als erste eingeschränkt, daher kann die *Kniescheibe* am Anfang der Behandlung häufig kaum oder gerade bis zur Mittelstellung, d. h. in Richtung Decke gebracht werden.

Ein weiteres Prinzip des Erreichens der maximalen Gelenkbeweglichkeit in einer Richtung basiert auf dem Gedanken, beide Beine gegeneinander zu bewegen und damit die weiterlaufende Bewegung in das Becken zu begrenzen. In diesem Fall zeigen beide *Kniescheiben* zueinander. Hier wird die maximale Innendrehung vom Gelenkpartner aus erreicht (Abb. 7).

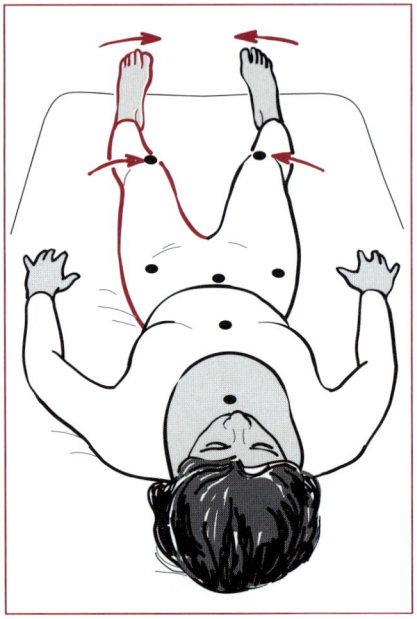

Abb. 7: Begrenzung der weiterlaufenden Beckenbewegung über beidseitige Innendrehung

Die Beugung im Hüftgelenk

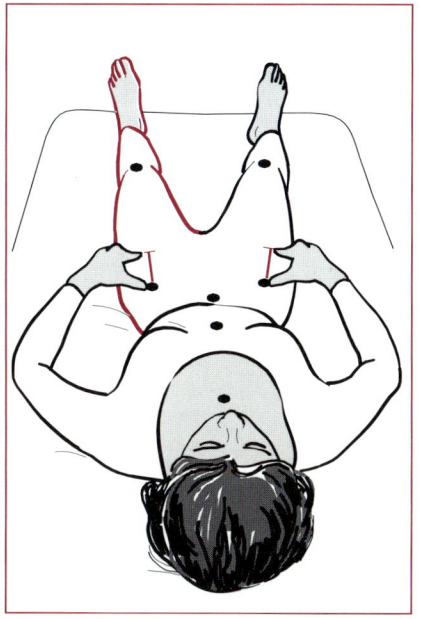

Abb. 8: Verkleinern der Abstände Beckenpunkte zum Oberschenkel

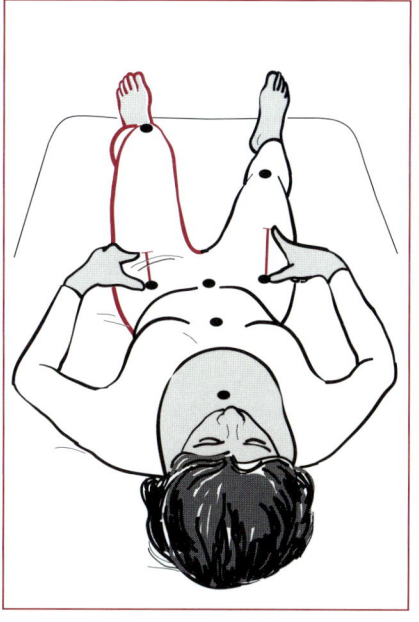

Abb. 9: Becken- und Beinbewegung in Richtung Beugung

Die Beugung im Hüftgelenk

Bei der Beugung im Hüftgelenk vom Gelenkpartner Bein aus, muss in Rückenlage das gesamte Beingewicht gegen die Schwerkraft gehoben werden, oder aber gegen die Reibung der Ferse auf der Unterlage in Richtung Gesäß gezogen werden. Deshalb ist es wichtig, hier auf jeden Fall zunächst die Beckenbewegung zu erlernen.

Hierbei soll der Abstand zwischen beiden *Beckenpunkten* und den Oberschenkeln kleiner gemacht werden (Abb. 8).

Wenn nun der Gelenkpartner Bein bewegt werden soll, ist es wichtig, dass die momentane Bewegungsgrenze im Gelenk nicht überschritten wird. Diese Grenze ist erreicht, wenn der oben genannte Abstand zwischen Oberschenkel und Becken her nicht weiter verkleinert wird, sondern das Becken auf der Unterlage nur noch nach hinten rollt.

Wichtig auf dem gesamten Bewegungsweg ist auch, dass *Hüftgelenk, Kniegelenk* und *Ferse* auf einer Linie liegen, und dass das *Kniegelenk* nicht nach außen abkippt (Abb. 9).

■ Übungsteil

Die Beugung im Hüftgelenk vom Gelenkpartner Bein aus mit dem Übernehmen des gesamten Beingewichtes ist eine weitere Steigerung im Behandlungsaufbau.

Hierbei gelten für die Bewegungsgrenzen und das Einhalten der Bewegungsrichtung die gleichen Gesichtspunkte wie oben.

Diese Bewegung wird zunächst vom Therapeuten unterstützt, dann übernimmt der Patient zunehmend mehr Gewicht, bevor das Bein vom Patienten selbstständig geführt werden kann (Abb. 10).

Das Bein sollte allerdings stets mit gebeugtem Knie abgehoben werden, um die Hebelverhältnisse günstig zu gestalten.

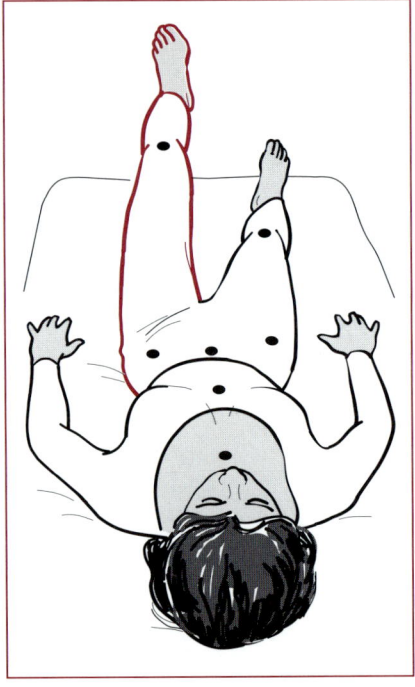

Abb. 10: Beugung im Hüftgelenk

Behandlungsprinzip PNF

Nachdem das Wiedererlangen des funktionellen Ganges das Ziel der Behandlung ist, und der Gangablauf ein komplexes Bewegungsmuster darstellt, ist es wichtig, in einer möglichst frühen Behandlungsphase diesen funktionellen Gangablauf zu berücksichtigen.

Eine krankengymnastische Behandlungstechnik, die so genannte **PNF (Propriozeptive neuromuskuläre Fazilitation)** hat die komplexen, fest definierten Bewegungsmuster aufgeschlüsselt und für jede Extremität in jeder Gangphase beschrieben. Die Ausgangsstellung, in der diese Muster ausgeführt werden, ist völlig unerheblich, so dass es auch in der Rückenlage möglich ist, dem Gang entsprechend zu üben.

Beim Gehen fällt ja auf, dass der Arm der Gegenseite das Bein immer begleitet (Abb. 11). Dieses Prinzip lässt sich ganz leicht in die Rückenlage übertragen. Wenn das linke Bein zum Standbein wird, befindet sich der rechte Arm auf Körperhöhe (Abb. 12).

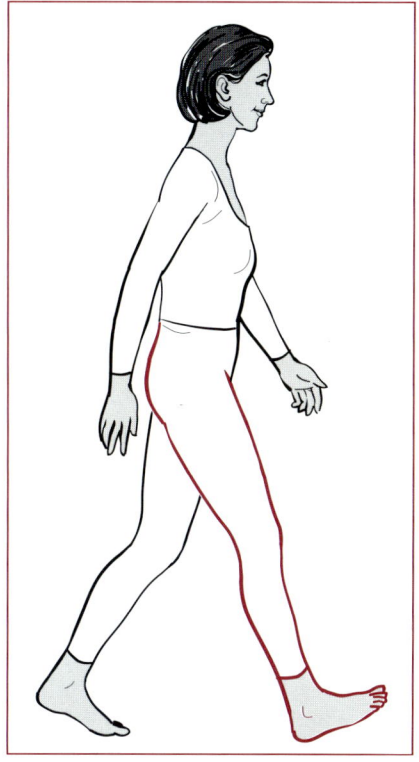

Abb. 11: Standbeinphase links

■ Übungsteil ■

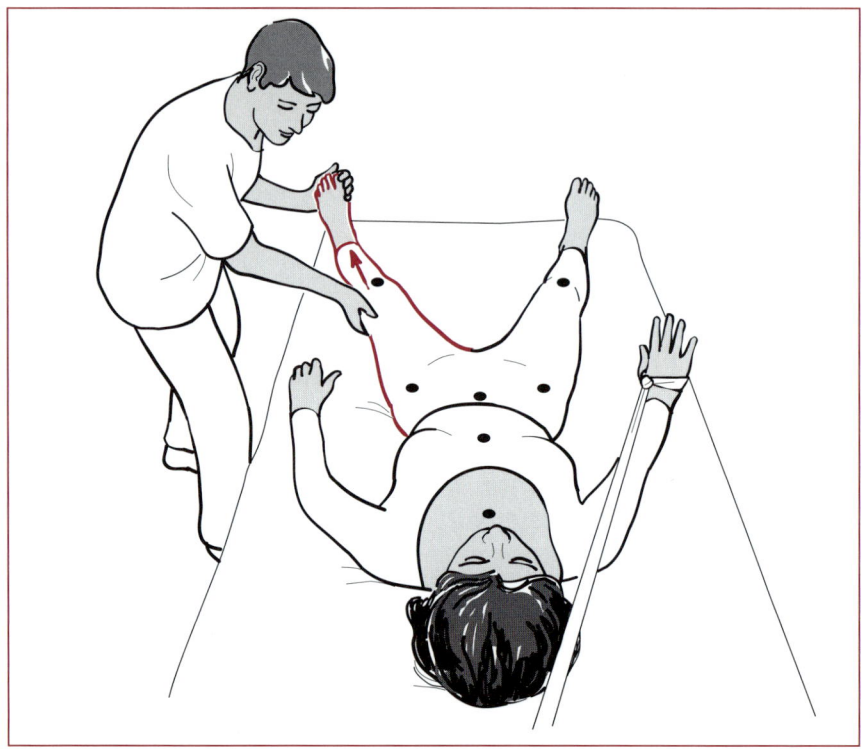

Abb. 12: In Rückenlage übertragen: Standbeinphase links

Das oben genannte, fest definierte Bewegungsmuster lässt sich in der Behandlung ausnützen.

Durch die Ausführung der Armbewegung wird sich die hüftumgebende Muskulatur in voraussehbarer Weise anspannen. Hat der Patient die Bewegung durch die Hilfe und Führung des Therapeuten gelernt, kann er sie selbstständig gegen den Widerstand eines Therabandes ausführen. Bereits in einem Stadium, in dem der Patient sein Bein keinesfalls selbst anheben könnte, kann er eine gezielte, ganztypische Anspannung der Hüftmuskulatur erreichen.

PNF macht sich das gezielte Überfließen von Muskelaktivitäten von einem Körperabschnitt zum anderen zu Nutze. Das gezielte Zusammenspiel der Muskulatur ist vom Zentralen Nervensystem festgelegt. Die Anspannung der Hüftmuskeln wird verstärkt und bis zur Bewegung ausgebaut, wenn der Therapeut durch den Handkontakt und seinen Widerstand das betroffene Bein in der Reizsetzung verstärkt (Abb. 11 und 12).

Behandlungsprinzip PNF

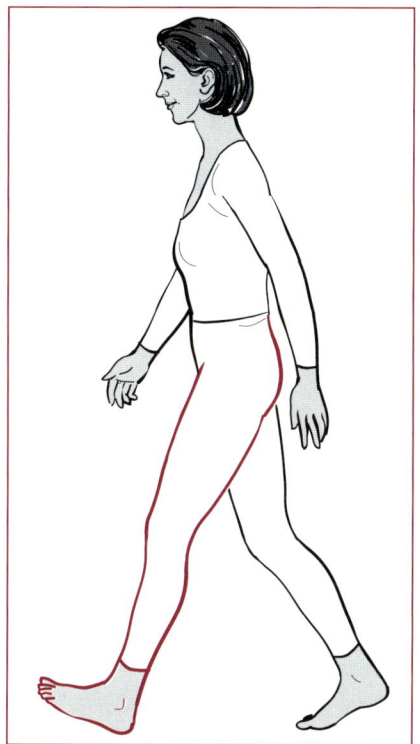

Abb. 13: Spielbeinphase links

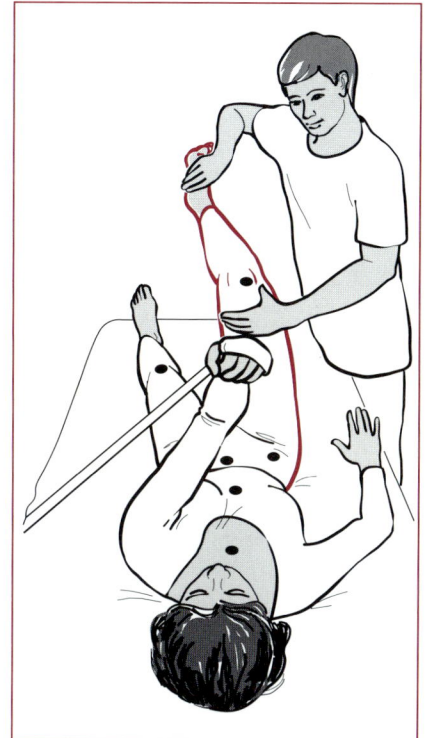

Abb. 14: In Rückenlage übertragen: Spielbeinphase links

Dasselbe Prinzip gilt für die Spielbeinphase des betroffenen Beines. Beim Gehen liegt der dem Spielbein diagonale Arm vor der Körpermitte (Abb. 13). Auch diese Kombination lässt sich problemlos in die Rückenlage übertragen.

Das entsprechende Muster wird vom diagonalen Bein aus gegen den Widerstand des Therapeuten ausgeführt (Abb. 14).

▪ Übungsteil

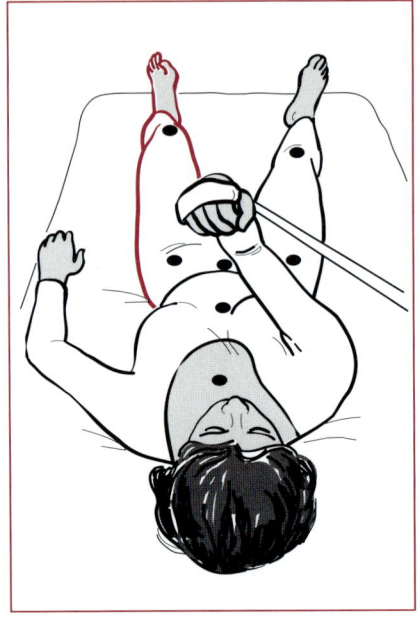

Abb. 15

Das definierte Bewegungsmuster für das Schultergelenk lässt sich, nachdem es gegen den Widerstand des Therapeuten erlernt wurde, selbstständig gegen den Widerstand des Therabandes ausführen (Abb. 15).

Ausgangsstellung Sitz an der Bettkante

Wenige Tage nach der Operation ist der Sitz an der Bettkante erlaubt.

Da die Beugefähigkeit im Hüftgelenk in der Regel noch nicht ausreicht, um auf einem Stuhl *tief* zu sitzen, ist es wichtig, ganz nach vorne an die Bettkante zu sitzen und beide Beine auf den Fußboden zu stellen.

Ausgangsstellung Sitz an der Bettkante

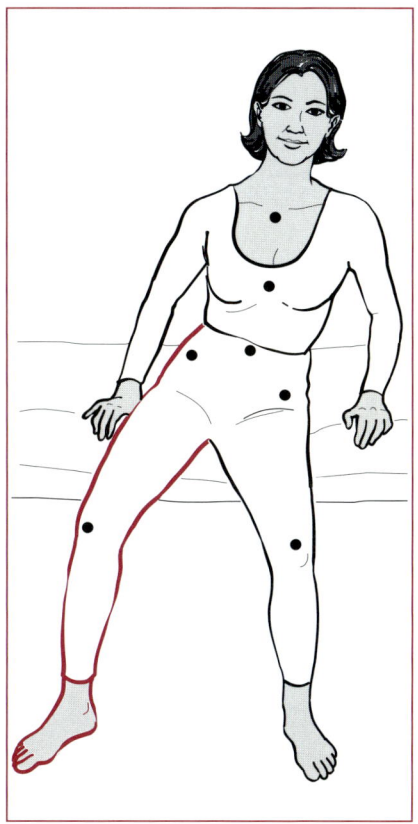

Abb. 16: Häufig eingenommene Sitzhaltung

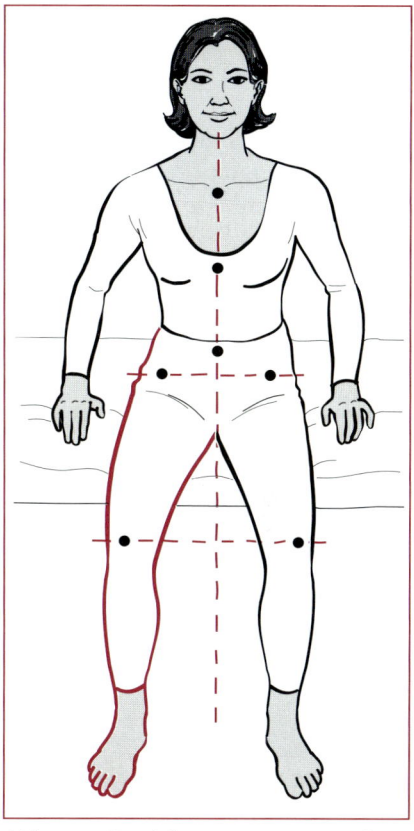

Abb. 17: Korrigierte Ausgangsstellung Sitzhaltung

Korrektur der Ausgangsstellung

Auch in der Ausgangsstellung helfen die Orientierungspunkte am Körper mit, um eine symmetrische und aufgerichtete Sitzposition zu erreichen.

Die *Nasenspitze,* das *Halsgrübchen,* die *Brustbeinspitze* und der *Bauchnabel* sollen sich in einer Linie befinden. Die *Beckenpunkte* sollen auf gleicher Höhe liegen, d. h. beide Beckenhälften sollen den gleichen Druck auf die Unterlagen ausüben.

Die *Kniescheiben* sollen genau nach vorne zeigen und genau über den Sprunggelenken stehen. Keine der beiden *Kniescheiben* soll vor der anderen stehen.

Abb. 16 zeigt eine häufig anzutreffende asymmetrische Sitzposition, die dann in Abb. 17 korrigiert wurde.

Bewegungserweiterung der Hüftgelenksbeugfähigkeit im Sitz

Über das Wahrnehmen der Abstände von beiden Beckenpunkten zu den Oberschenkeln (Abb. 18 a) und das anschließende Verkleinern dieser Abstände durch das Vorneigen des Rumpfes, wird vom Gelenkpartner Becken aus die Hüftbeugung erweitert (Abb. 18 b).

Dabei soll auf die aufrechte Körperhaltung geachtet werden, d. h. die gedachten Abstände und Linien zwischen den Körperpunkten am Oberkörper sollen gleich bleiben (Abb. 19).

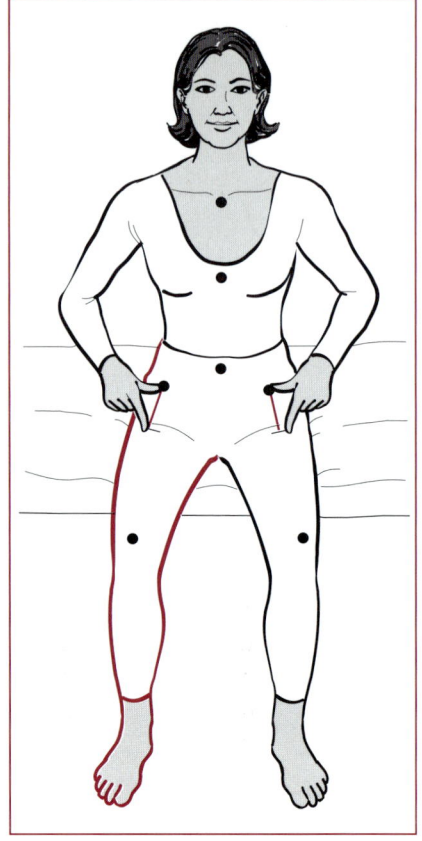

Abb. 18 a: Hüftbeugung vom Gelenkpartner Becken

Bewegungserweiterung der Hüftgelenksbeugfähigkeit im Sitz

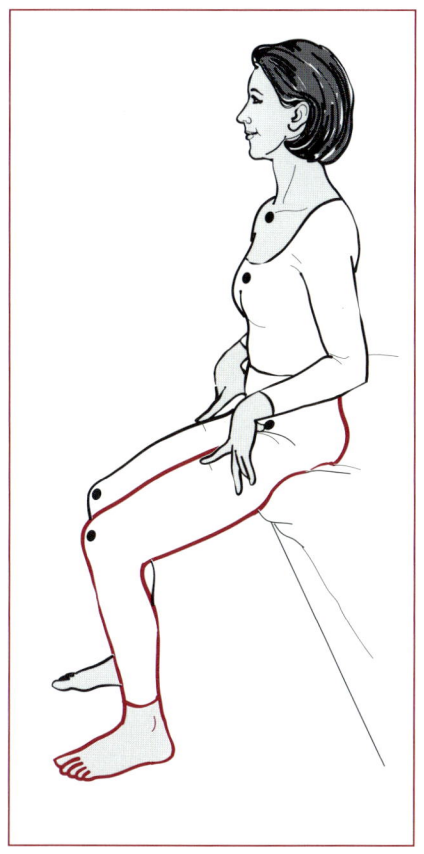

Abb. 18 b

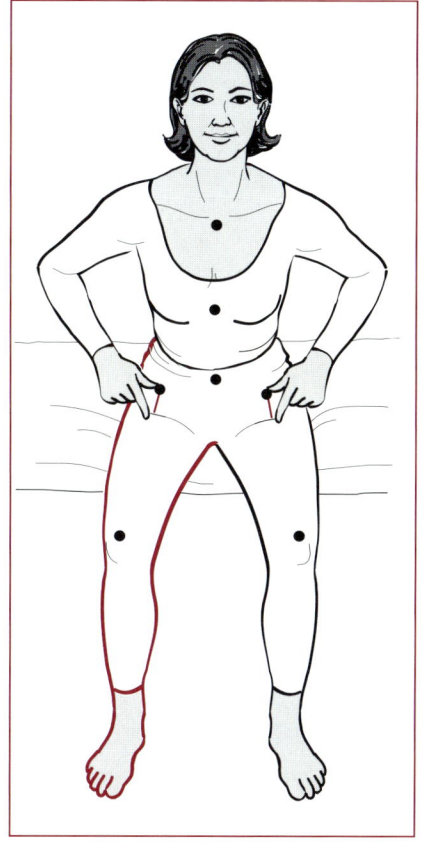

Abb. 19

Abb. 18 b/19: Beugung des Hüftgelenks im Sitz

■ Übungsteil

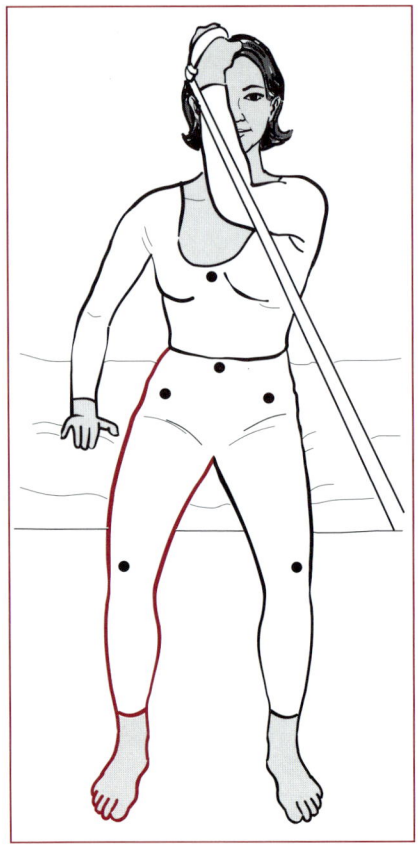

Abb. 20: Vorbereiten der Spielbeinphase links

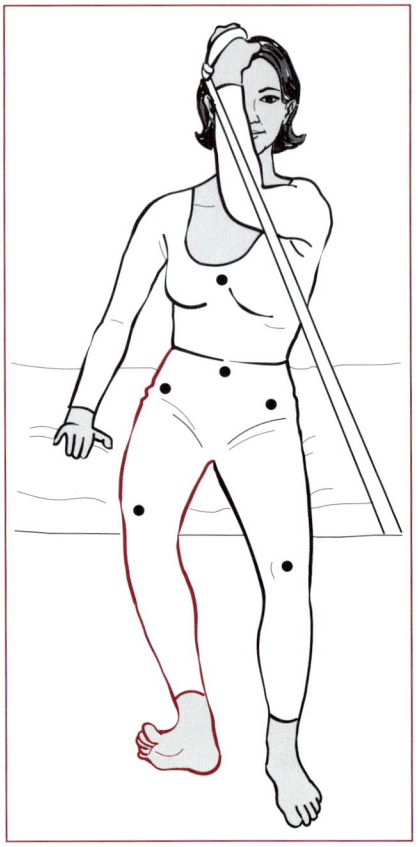

Abb. 21: Ausgeführte Spielbeinphase links

Erweiterung der Hüftgelenksbeugung gangtypisch nach dem PNF-Prinzip

Auch in der Ausgangsstellung Sitz ist es möglich, die im Gangablauf vorkommenden Bewegungsmuster zu kombinieren. Über das zunächst gegen den Widerstand des Therapeuten erlernte und jetzt selbstständig ausgeführte Bewegungsmuster des rechten Armes kann die Spielbeinfunktion im linken Bein gebahnt werden (Abb. 20).

Wird nun das linke Bein aktiv einbezogen, wird das Muster verstärkt und dem Gangablauf entsprechend im ganzen Körper ablaufen. Man sieht deutlich, dass automatisch das rechte Bein und der linke Arm in Stützfunktion gelangen. Das entspricht der Standbeinphase (Abb. 21 und 22).

■ **Erweiterung der Innen- bzw. Außendrehung im Hüftgelenk vom Becken aus** ■

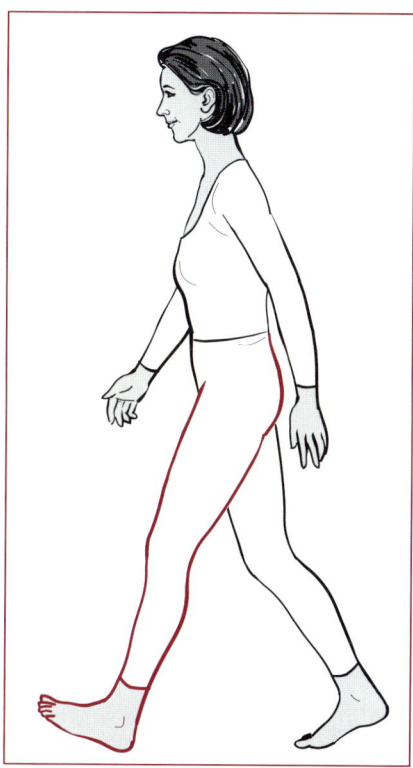

Abb. 22: Spielbeinphase links

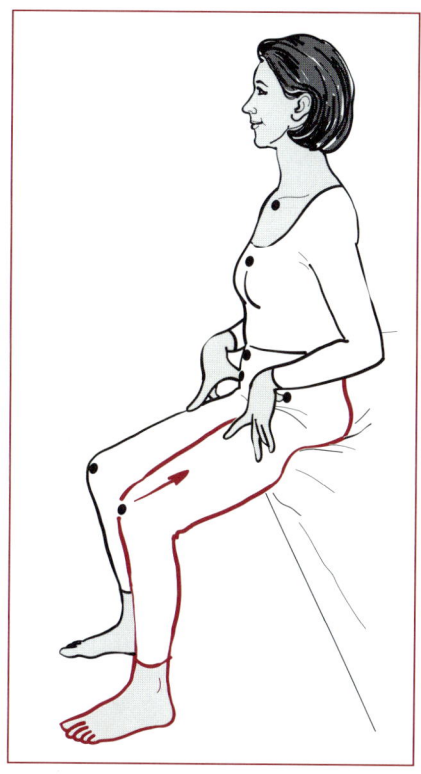

Abb. 23: Innendrehung für das linke Hüftgelenk vom Gelenkpartner Becken

Erweiterung der Innen- bzw. Außendrehung im Hüftgelenk vom Becken aus

Über das Vor- bzw. Zurückschieben der Kniescheibe kann im Hüftgelenk vom Gelenkpartner Bein aus eine Drehbewegung ausgelöst werden.

Abb. 23 zeigt das Nach-hinten-Schieben der linken Kniescheibe; dies würde der Innendrehung im Hüftgelenk entsprechen. Da die Innendrehung die schwierigste Bewegungsrichtung darstellt, wird im Laufe der Behandlung hierauf der Schwerpunkt liegen.

■ Übungsteil ■

Die Außendrehung im Hüftgelenk ist in der Regel die spontan eingenommene Position im Sitz, d. h. sie muss in den seltensten Fällen gezielt geübt werden.

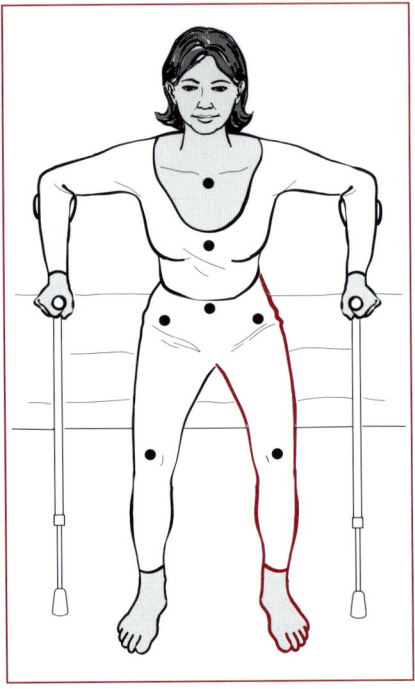

Abb. 24: Symmetische Bewegungsübertragung vom Sitz zum Stand

Bewegungsübergang Sitz – Stand

Noch innerhalb der ersten Woche nach der Operation ist bei stabiler Kreislaufsituation das Aufstehen erlaubt.

Der Bewegungsübergang vom Sitz zum Stand erfolgt über das Vorneigen des Oberkörpers, wie es bereits vorgeübt wurde. Die Höhe der Stützen sollte vor Bewegungsbeginn ungefähr eingestellt werden, um im Stand eine gute Abstützung zu ermöglichen (Abb. 24).

Bewegungsübergang Sitz – Stand

Beide Beckenpunkte sollen gleichzeitig nach vorne gebracht werden, bis das Becken zwischen den beiden Unterarmstützen angekommen ist (Abb. 25).

Sollte die Beugefähigkeit im operierten Hüftgelenk noch nicht ausreichen, um mit beiden Beinen parallel aufzustehen, kann das operierte Bein auch vor das andere gestellt werden. Der Bewegungsablauf bleibt gleich.

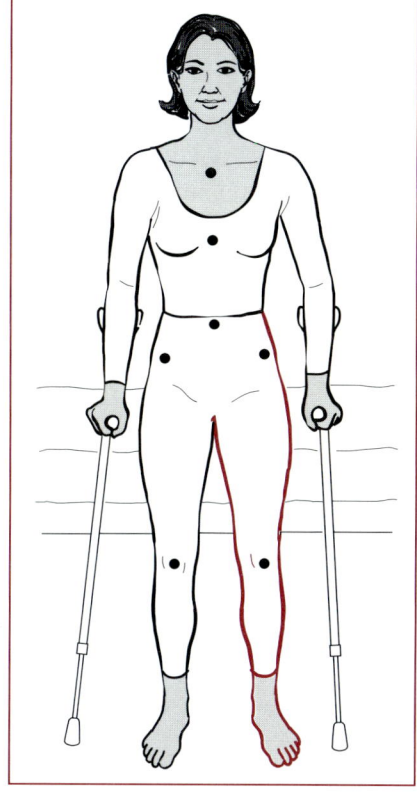

Abb. 25: Stand bei gleichmäßiger Belastung beider Arme und Beine

Gehen mit Teilbelastung

Die Art des Gehens hängt vom implantierten Prothesentyp ab. Bei zementiert und nicht zementiert implantierten Prothesen wird zunächst begonnen, mit einer Teilbelastung von 20 kg zu gehen. Sobald die Kreislaufsituation ausreichend stabil ist und das Gehen an den Unterarmstützen dadurch möglich geworden ist, kann diese Teilbelastung auf einer Personenwaage erlernt und dort auch regelmäßig kontrolliert werden.

Beim Gehen an zwei Unterarmstützen mit Teilbelastung soll der physiologische Gangablauf bis auf das fehlende Armpendel erhalten bleiben. Das restliche Körpergewicht, das über 20 kg Belastung hinausgeht, wird über die Arme abgestützt.

Die Stützen sollen nur so weit vorgestellt werden, dass das betroffene Bein zwischen die Stützen gebracht werden kann (Abb. 26).

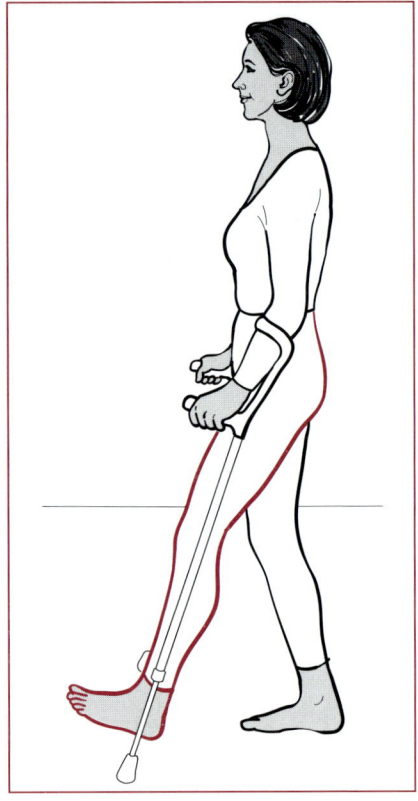

Abb. 26: Gehen mit 2 Unterarm-Stützen mit Teilbelastung

Gehen mit Teilbelastung

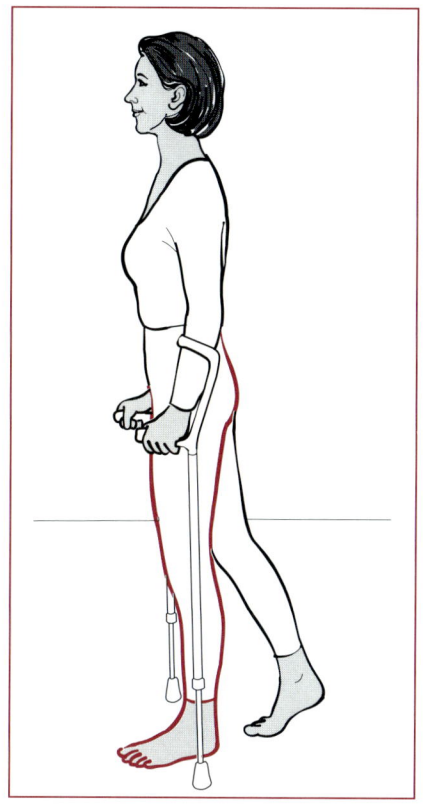

Abb. 27: Standbeinphase links mit Gewichtübernahme durch die Stützen

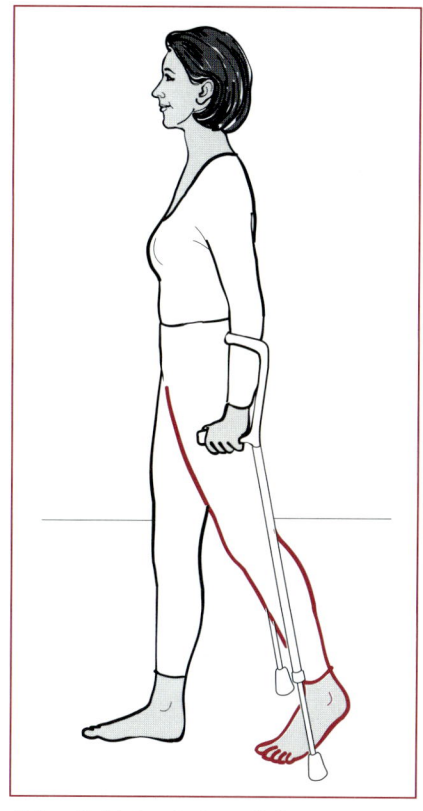

Abb. 28: Abdruckphase links

Der Patient drückt sich vom nicht betroffenen Fuß ab und bringt seinen Körperschwerpunkt, d.h. das Becken, nach vorne oben zwischen die Stützen.

Unter dem betroffenen Bein sollen nur 20 kg Belastung stattfinden, den Rest übernehmen die Arme (Abb. 27).

Der Schritt mit dem nicht betroffenen Bein erfolgt ganz normal, er darf allerdings nur so groß sein, dass der Abdruck vom nicht betroffenen Fuß möglich bleibt, ohne das Becken zu verdrehen (Abb. 28).

■ Übungsteil

Gehen im 2-Punkte-Gang

Bei zementiert implantierten Hüftgelenken kann nach ca. einer Woche die Belastung bis zum so genannten 2-Punkte-Gang gesteigert werden. 2-Punkte-Gang bedeutet, dass das betroffene Bein mit 75 % der normalen Belastung belastet wird.

Über den diagonalen Stützeneinsatz, der das Armpendel im physiologischen Gangablauf nachempfindet, kommt diese noch entlastende Gangart dem normalen Gehen am nächsten.

Ein Bein wird gleichzeitig mit der diagonalen Stütze aufgesetzt. Die Stütze soll auch hier nicht weiter vorne stehen als das Gegenbein (Abb. 29).

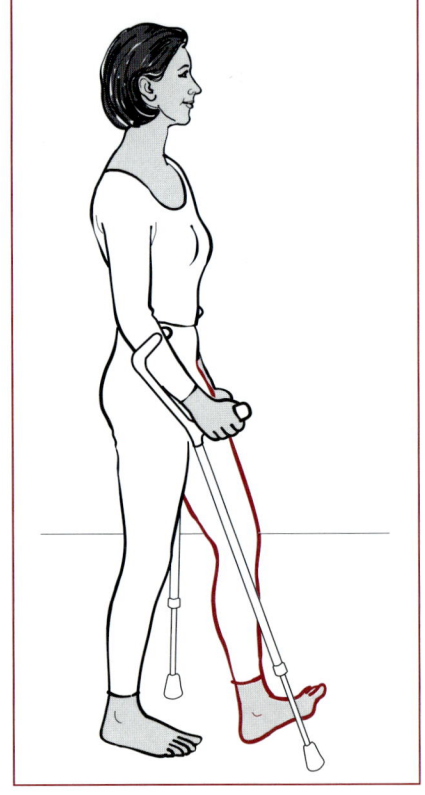

Abb. 29: Gehen im 2-Punkte-Gang: Die diagonale Stütze begleitet das linke Bein

Gehen im 2-Punkte-Gang

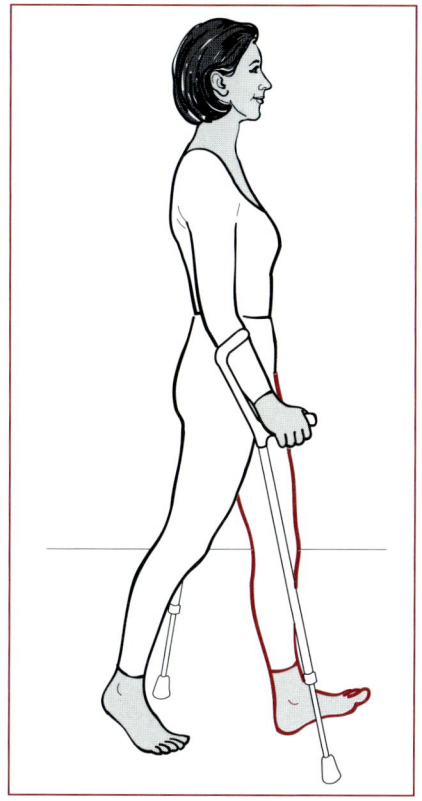

Abb. 30: Gewichtsübernahme links

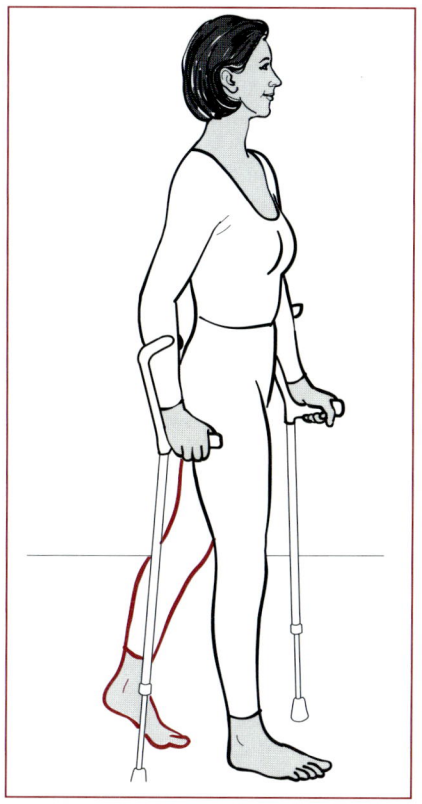

Abb. 31: Abdruckphase links

Über den Abdruck vom Gegenfuß wird der Körperschwerpunkt nach vorne gebracht (Abb. 30).

Das andere Bein wird gleichzeitig mit der entsprechenden diagonalen Stütze aufgesetzt und übernimmt nun seinerseits den Körperschwerpunkt (Abb. 31).

■ Übungsteil

Gehen an der Treppe

A) Gehen mit zwei Unterarmstützen ohne Geländer

Treppaufgehen

Die Stützen sind gedacht, das betroffene Bein zu entlasten, also sollen sie auch immer mit dem betroffenen Bein auf einer Höhe stehen.

Beim Treppaufgehen geht das nicht betroffene Bein die Stufen voraus (Abb. 32), dann werden die Stützen und das betroffene Bein nachgestellt (Abb. 33 und 34).

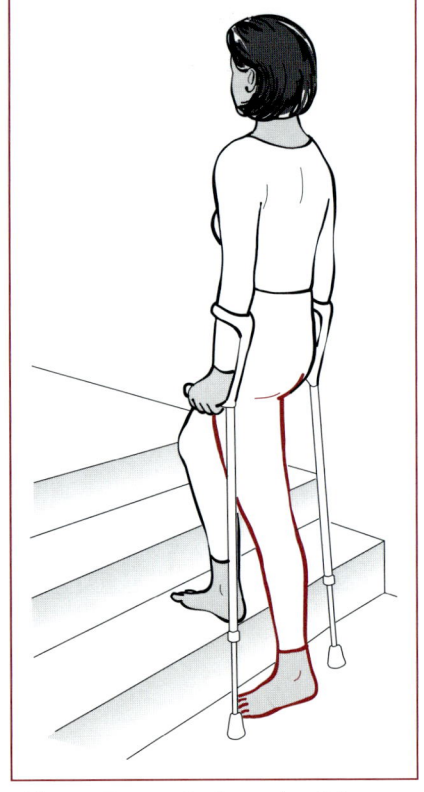

Abb. 32: Treppaufgehen mit 2 Stützen

Gehen an der Treppe

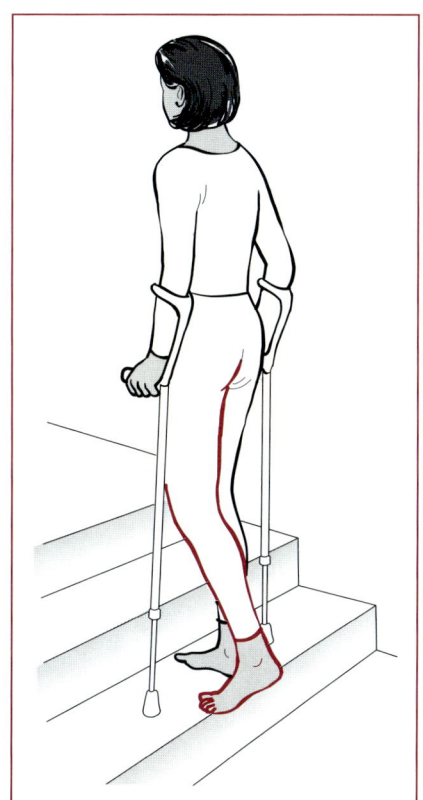
Abb. 33

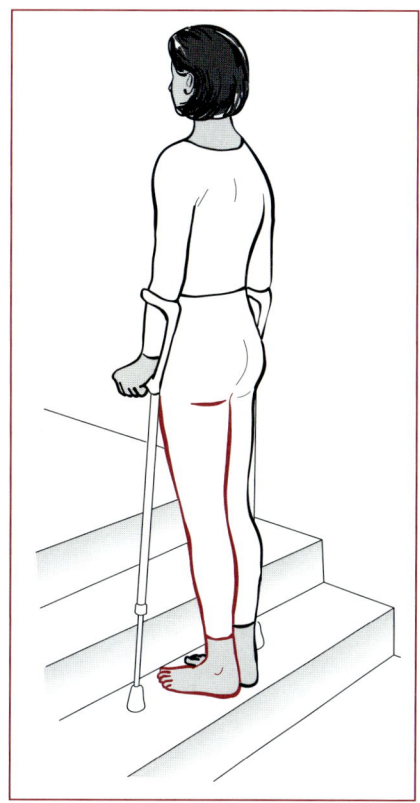
Abb. 34

Abb. 33/34: Die Stützen begleiten auf dem ganzen Weg das betroffene Bein

■ Übungsteil

Treppabgehen
Beim Treppabgehen geht das betroffene Bein mit den Stützen voraus (Abb. 35 und 36).

Das Becken wird zwischen die beiden Stützen gebracht. Danach wird das gesunde Bein auf dieselbe Stufe nachgestellt (Abb. 37).

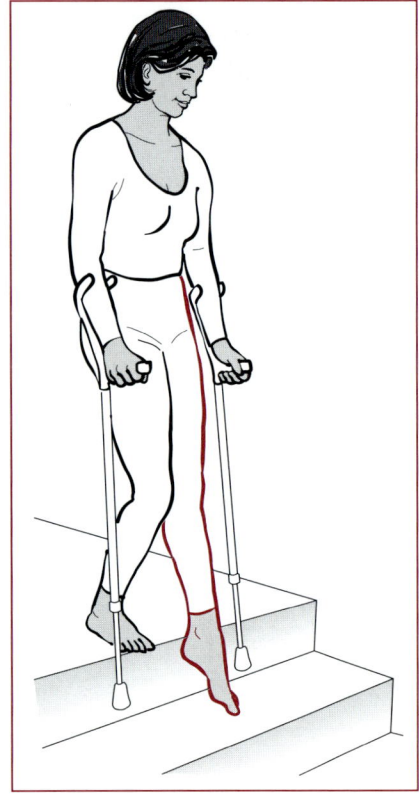

Abb. 35: Treppabgehen mit 2 Stützen

Gehen an der Treppe

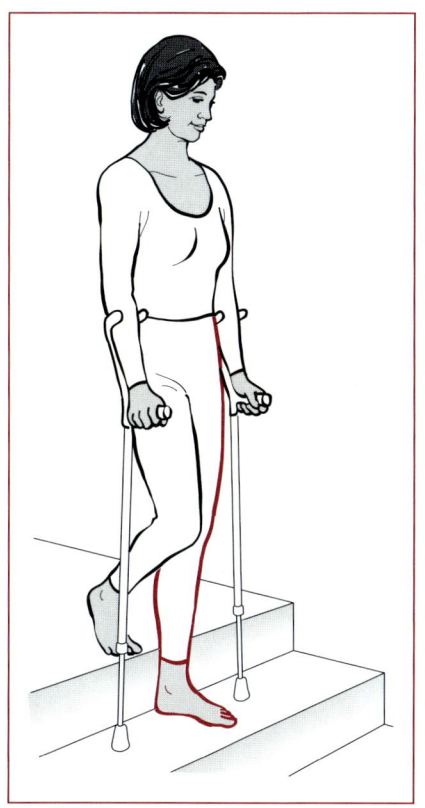

Abb. 36

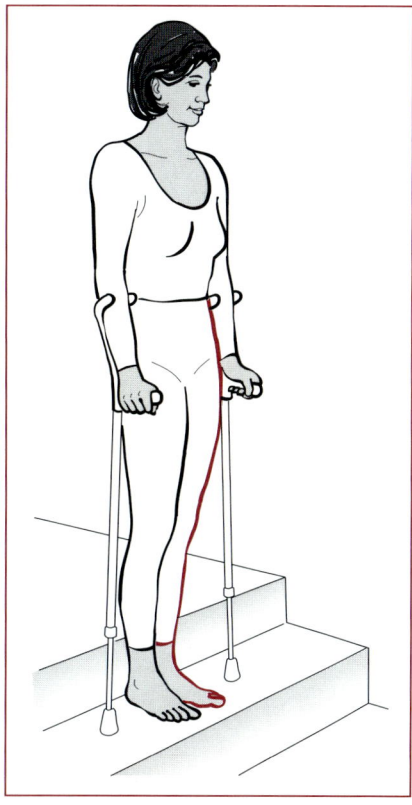

Abb. 37

Abb. 36/37: Die Stützen begleiten das betroffene Bein

Übungsteil

B) Gehen mit Geländer und einer Unterarmstütze

Die zweite Unterarmstütze wird außen an der Stütze angelegt und zusammen mit dem Stützengriff umfasst.

Treppaufgehen

Hierbei wird das betroffene Bein mit Hilfe der Stütze und dem Geländer entlastet.

Das nicht betroffene Bein geht nach oben voraus (Abb. 38), dann wird das betroffene Bein und die Stütze nachgestellt. Die Hand am Geländer bewegt sich auf derselben Höhe mit wie die stützende Hand.

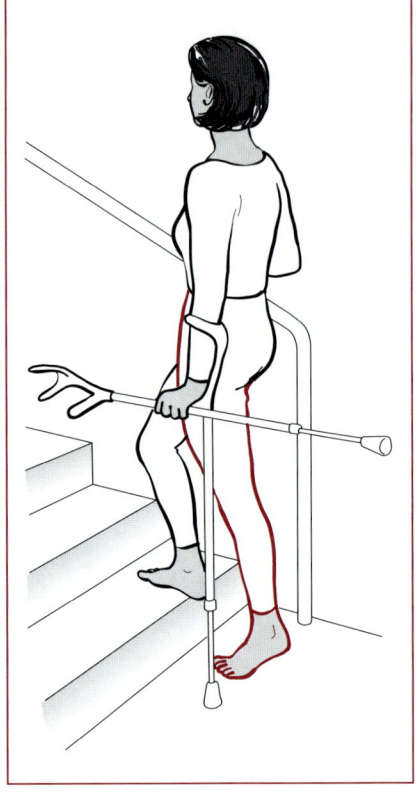

Abb. 38: Treppaufgehen mit 1 Stütze und Geländer

Gehen an der Treppe

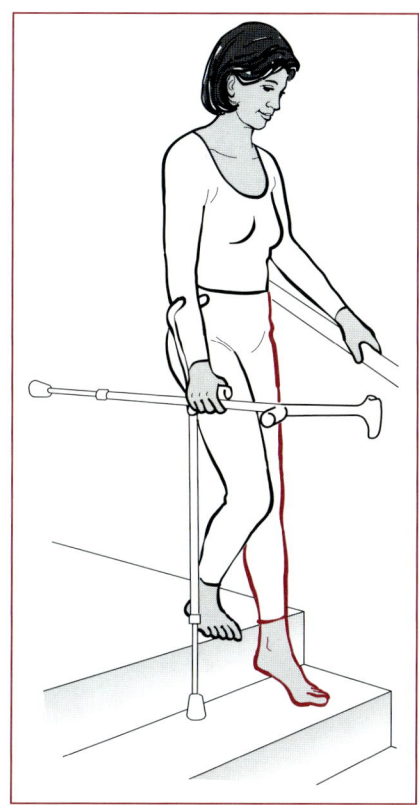

Abb. 39

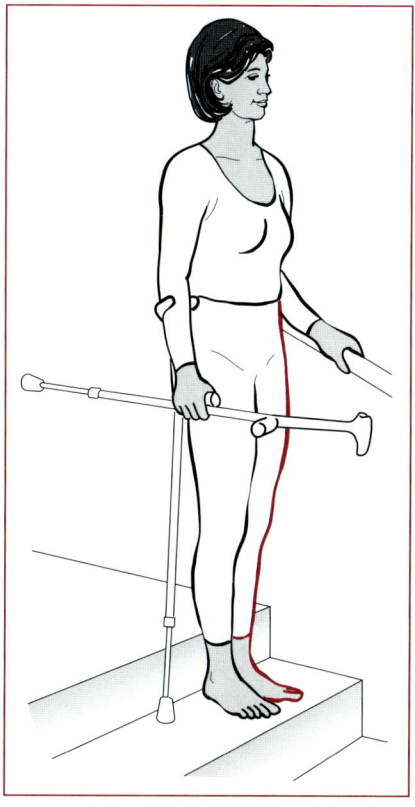

Abb. 40

Abb. 39/40: Der Bewegungsablauf entspricht dem Treppabgehen mit 2 Stützen

Treppabgehen
Beim Treppabgehen geht das betroffene Bein und die Stütze voraus (Abb. 39). Das Becken wird zwischen die beiden stützenden Hände gebracht und danach wird das gesunde Bein auf dieselbe Stufe nachgestellt (Abb. 40).

Übungsteil

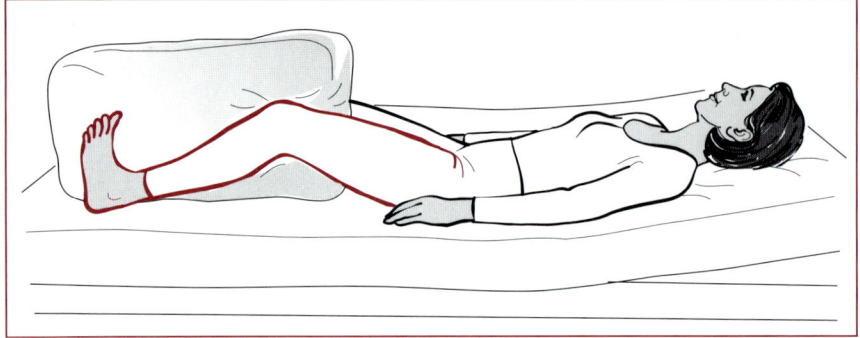

Abb. 41: Vorbereitung zum Bewegungsübergang Rückenlage → Seitenlage

Bewegungsübergang Rückenlage – Seitenlage

Die Seitlage ist eine Ausgangsstellung, der die Patienten in der Regel freudig entgegenblicken. Das strenge Liegen in Rückenlage verursacht in der Regel Rückenbeschwerden. Man muss in der Regel von arthrotisch vorgeschädigten Wirbelsäulen ausgehen.

Um das Operationsergebnis nicht zu gefährden, ist es außerordentlich wichtig, beim Bewegungsübergang von der Rückenlage in die Seitlage kontrolliert vorzugehen. Eine Außendrehung und Anspreizbewegung des betroffenen Hüftgelenkes sollen vermieden werden. Gedreht wird immer auf die nicht betroffene Seite.

Das erste Mal muss der Therapeut ein geeignetes Lagerungskissen für den Patienten mitbringen. Es gibt spezielle Seitlagerungskissen, meist genügt auch eine vierfach gefaltete Decke.

Das Kissen oder die Decke muss auf alle Fälle so lang sein, dass sowohl das Kniegelenk als auch das Sprunggelenk unterlagert sind.

Wenn dies gewährleistet ist, dann findet keine übermäßige Außendehnung im Hüftgelenk statt.

Die Anspreizbewegung wird vermieden, wenn darauf geachtet wird, dass das Kissen dick genug ist. Das Sprunggelenk darf nicht tiefer gelagert sein als das Kniegelenk (Abb. 41).

Bewegungsübergang Rückenlage – Seitenlage

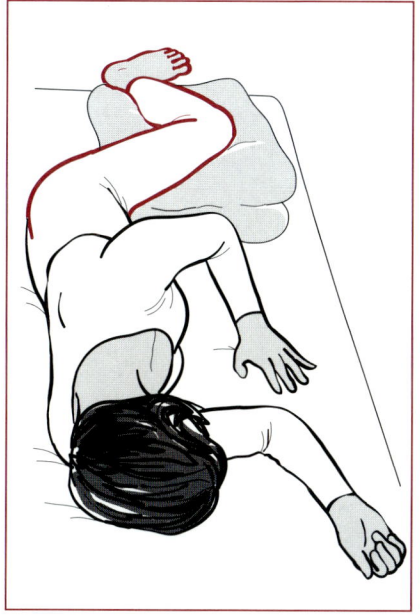

Abb. 42: Korrigierte Ausgangsstellung Seitenlage

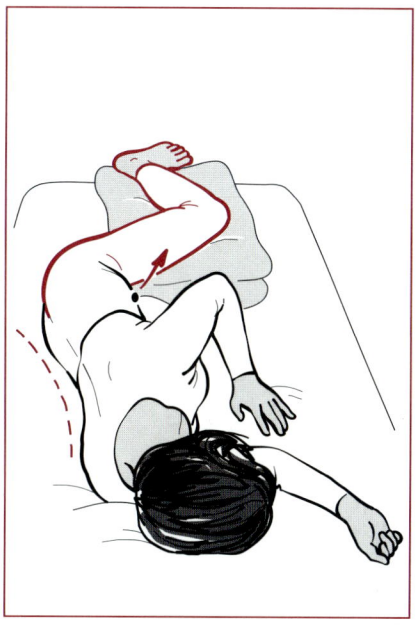

Abb. 43: Hüftbewegung vom Gelenkpartner Becken

Die Drehung auf die nicht operierte Seite erfolgt dann unter guter muskulärer Spannung selbstständig (Abb. 42).

Häufig wird das Liegen auf der Seite als angenehm empfunden, da der Rücken druckentlastet wird. Es kann allerdings vorkommen, dass ein unangenehmes Spannungsgefühl an der Oberschenkelaußenseite nur kurzfristiges Liegen auf der Seite erlaubt. In diesem Falle ist eventuell die Unterlagerung zu wenig und die Muskulatur auf der Oberschenkelaußenseite wird zu stark gedehnt.

Die kleinen Beckenbewegungen für die Hüftbeugung, d. h. das Verkleinern des Abstandes zwischen Oberschenkel und Becken, lassen sich in der Seitenlage besser ausführen als in der Rückenlage (Abb. 43).

■ Übungsteil

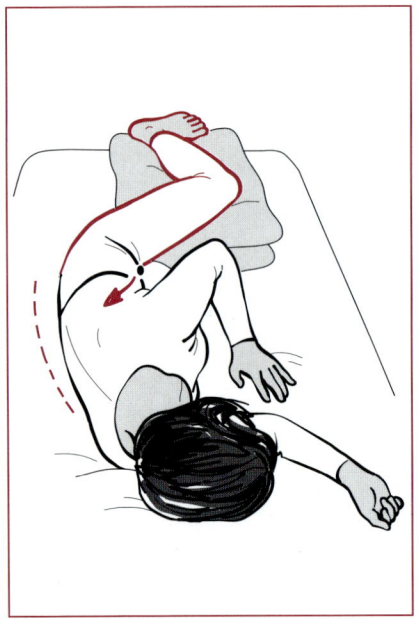

Abb. 44: Hüftstreckung vom Gelenkpartner Becken

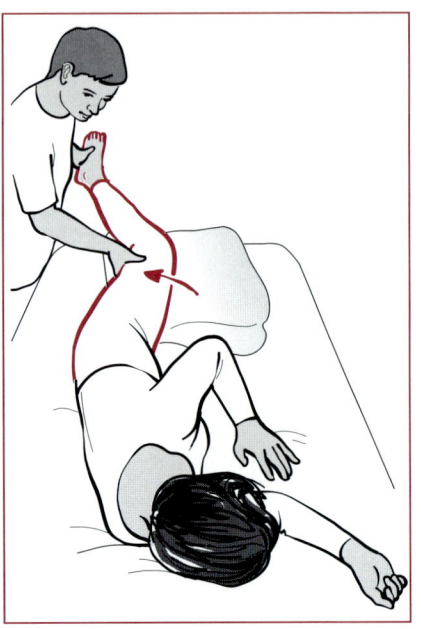

Abb. 45: Hüftstreckung vom Gelenkpartner Bein

Dasselbe gilt für die Gegenbewegung des Beckens, d. h. das Vergrößern des oben genannten Abstandes, welches der Hüftstreckung entspricht (Abb. 44).

Die Hüftstreckung vom Gelenkpartner Bein aus geleitet, lässt sich in der Seitenlage erst richtig beurteilen (Abb. 45).

In der Rückenlage sinkt das Becken in die Matratze ein und man kann die weiterlaufende Beckenbewegung weder genau sehen noch gut begrenzen.

Der Therapeut sollte in der Seitenlage sowohl die vom Bein eingeleitete Hüftbewegung als auch Hüftstreckung immer unterstützen, da-

Bewegungsbad

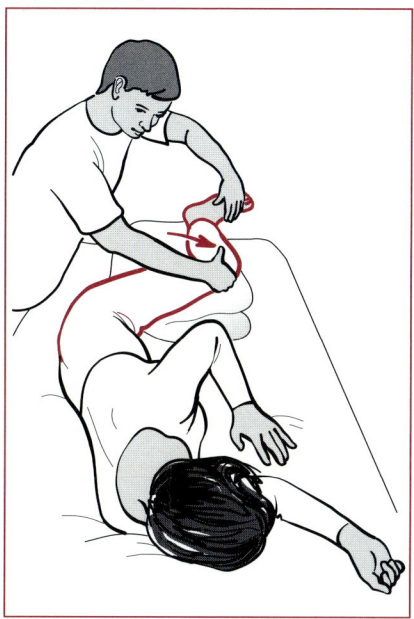

Abb. 46: Hüftbeugung vom Gelenkpartner Bein

mit nicht das gesamte Beingewicht an dem neu eingesetzten Hüftgelenk bzw. der abspreizenden Hüftmuskulatur hängt (Abb. 46).

Bewegungsbad

Sobald die Wundheilung abgeschlossen ist, ist therapiebegleitend die Gruppenbehandlung im Bewegungsbad möglich.

Das Bewegungsbad ist dann sinnvoll, wenn eine diagnosespezifische Gruppenbehandlung stattfinden kann. Da zu diesem Zeitpunkt bei beiden Prothesentypen die Wiedererlangung der Gelenkfunktion im Vordergrund steht, sollte diese Gruppenbehandlung in einer entlastenden Ausgangsstellung möglich sein. Idealerweise findet sie auf einer höhenverstellbaren Rampe statt, auf der Ausgangsstellungen Sitz, Seitenlage und Bauchlage möglich sind. Es können auch Übungen im Stand auf dem nichtbetroffenen Bein ausgeführt werden.

Die Übungen im warmen Wasser fallen sehr viel leichter als auf dem Trockenen, da das betroffene Bein durch den Auftrieb des Wassers scheinbar leichter wird. So können sowohl die Gelenkbeweglichkeit als auch die Koordinationsfähigkeit und Kräftigung der Muskulatur in einer derartigen Gruppenbehandlung verbessert werden.

Dank

Unserem verehrten, früheren Chef, Herrn Prof. Dr. Dr. h.c. mult. S. Weller, Tübingen, danken wir herzlich für die erneute Anregung zum Schreiben der Neuauflage dieses Ratgebers. Sein Geleitwort unterstreicht die Wichtigkeit unseres Anliegens. Frau Duelli vom TRIAS-Verlag Stuttgart danken wir für ihre Geduld und tätige Mithilfe. Unsere (medizinisch nicht vorgebildeten) Ehepartner waren für uns sehr kritische Leser bei der Abfassung des Manuskriptes. Dafür danken wir auch ihnen.